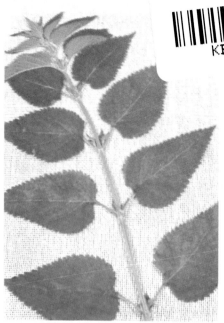

연명초 → 고미건위제 · 제암제

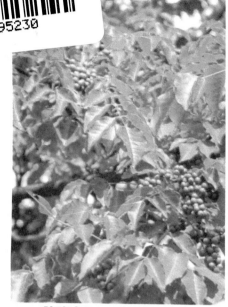

황경나무 → 타박상 · 삔데 · 화상

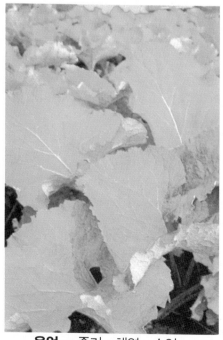

우엉 → 종기 · 해열 · 소염 · 감기

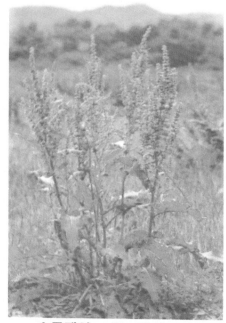

소루쟁이 → 옴 · 백선 · 버짐 · 무좀 · 가려움증

KB195230

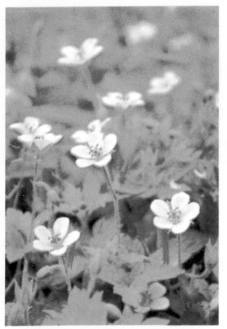

우편 → 급성장염·심한 설
사·편도선·구내염·습
진·염증·진물

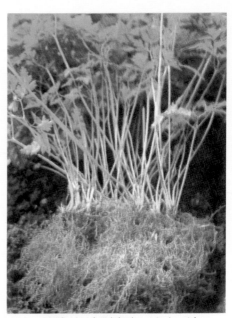

황련 → 식욕부진·설사·식
중독·편도선염

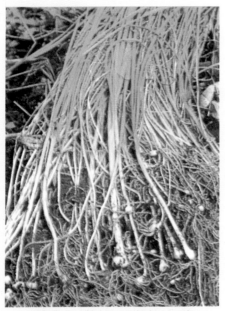

달래 → 피부병·타박상·화
상·독충에 물렸을 때

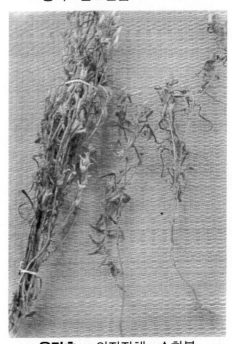

용담초 → 위장장해·소화불
량·식욕부진·해열·발
모·주근깨

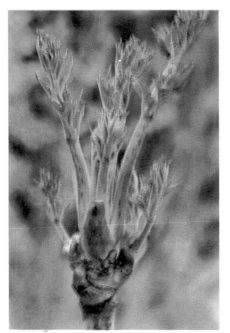

엄나무 → 신장병 · 당뇨병 ·
위염 · 위궤양

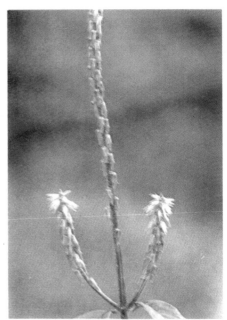

쇠무릎나무 → 무릎관절 · 다
리와 허리통증 · 요도염 · 통
경 · 종기

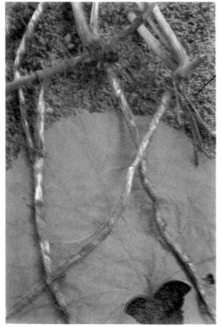

머위 → 심한 기침 · 타박상 ·
부기 · 종기 · 목구멍 통증

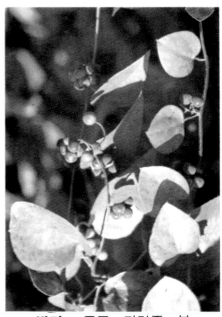

방기 → 중풍 · 저림증 · 부
기 · 관절염 · 근육통 · 신경
통

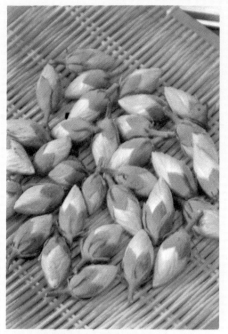

무궁화 → 장출혈 · 이질 · 화
상 · 해열 · 무좀 · 버짐

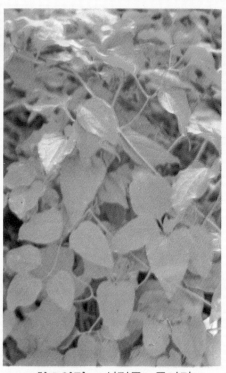

참으아리 → 신경통 · 류마티
즘 · 편도선

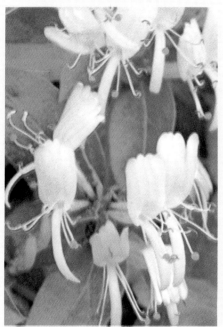

인동초 → 신장염 · 방광염 ·
치질

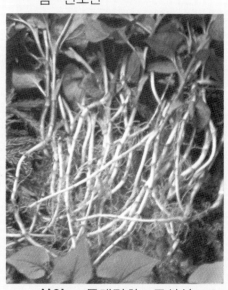

십약 → 동맥경화 · 급성신
염 · 임산부의 부기 · 화농
성 관절염

許浚의 동의보감 원전에 의해 병명과 증세별로 처방한

家庭韓方 동의보감

·

編譯/監修

洪文和
(藥學博士/前 서울大敎授)

姜月成
(月成韓醫院長)

은 광 사

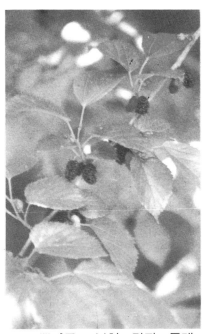

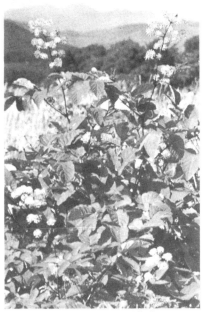

토당귀 → 두통 · 신경통 · 류
마티스 · 뇌일혈

뽕나무 → 보혈 · 강장 · 동맥
경화 · 감기 · 기침

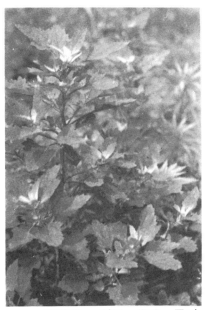

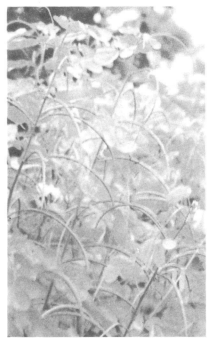

명아주 → 치통 · 중풍 · 목의
통증

결명자 → 해열 · 노인성 · 변
비 · 아구창

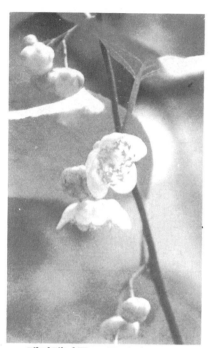

개다래나무 → 류마티스 · 관 절염 · 중풍 · 냉증 · 신경통

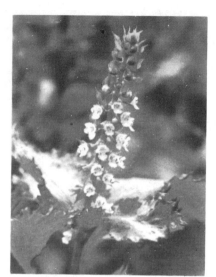

차조기 → 기침 · 위가 막힌 것 · 두통 · 감기의 해열 · 생 선중독

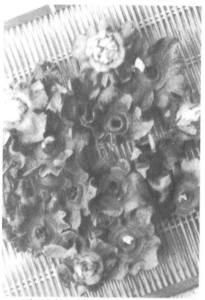

감꼭지 → 딸꾹질 · 중풍 · 고 혈압 · 동상 · 벌레가 문데 · 타박상 · 화상

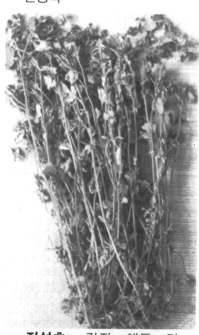

적설초 → 강장 · 해독 · 각 혈 · 당뇨병 · 신장병 · 신장 결석 · 방광결석 · 배앓이

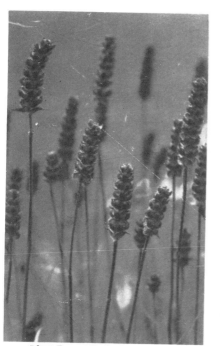

하고초 → 방광염 · 뇌염 · 각
기 · 부기 · 타박상

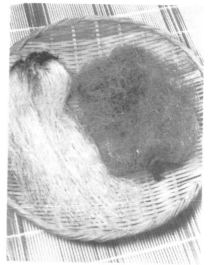

옥수수 수염 → 신장병 · 각
기 · 부기 · 간염 · 담도결
석 · 황달

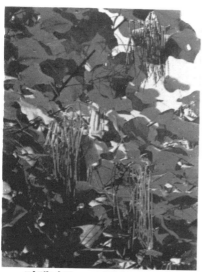

가래나무 → 신장염 · 급성복
막염 · 수종성 각기

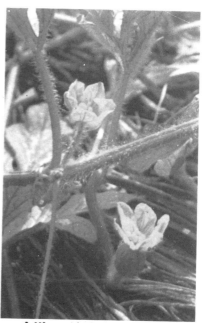

수박 → 신장병 · 부기 · 종
기 · 요도결석 · 방광염

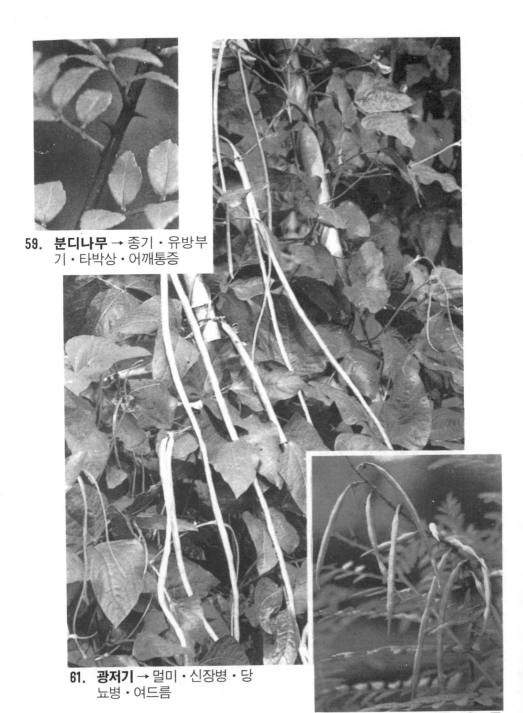

59. 분디나무 → 종기 · 유방부
기 · 타박상 · 어깨통증

61. 광저기 → 멀미 · 신장병 · 당
뇨병 · 여드름

60. 너삼 → 땀띠 · 무좀 · 옴 · 종
기 · 습진

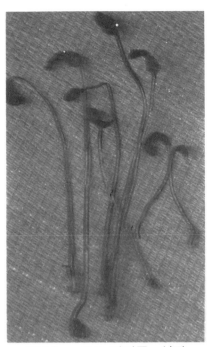

야고초 → 요도 감염증 · 신장
염 · 방광염 · 요도염

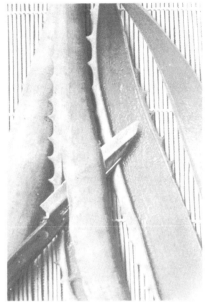

노회 → 위통 · 위염 · 동상 ·
습진 · 무좀

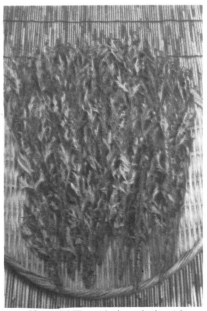

쑥 → 복통 · 건위 · 감기 · 설
사 · 혈도 · 냉증 · 신경통

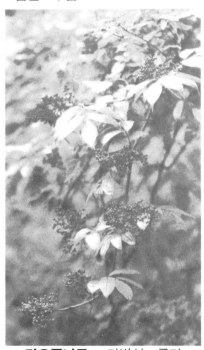

말오줌나무 → 타박상 · 류마
티스 · 각기 · 심장병

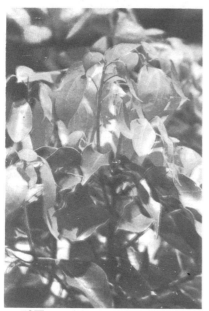

장목 → 생손을 앓을 때·류
마티즘·치통

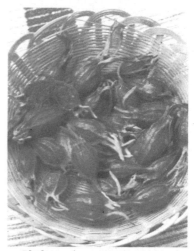

치자 → 이뇨·소염·진정·
지혈·해열·타박상·삔데

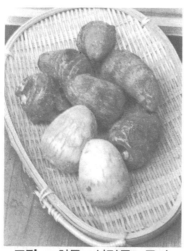

토란 → 치통·신경통·류마
티즘·어깨통증·화상·동
상

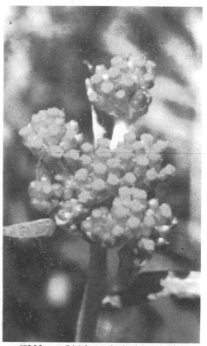

떡쑥 → 천식·백일해·가래

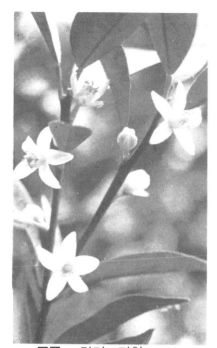

금귤 → 감기 · 기침

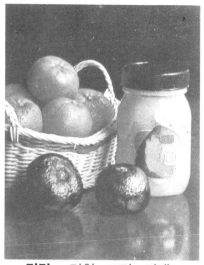

밀감 → 기침 · 토기 · 가래

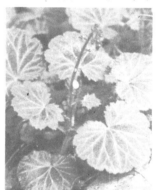

범의귀 → 소아경련 · 중이
염 · 편도선염 · 동상 · 화
상 · 부스럼 · 땀띠

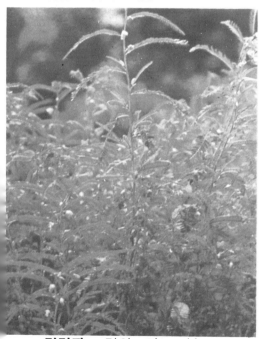

결명자 → 건위 · 이뇨 · 부
기 · 각기 · 안질

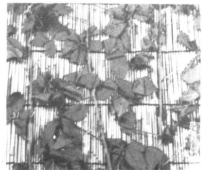

두릅나무 → 류마티즘 · 허리
통증

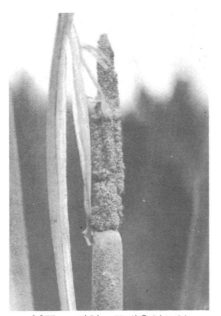

부들 → 지혈·구내출혈·월
경과다·구취

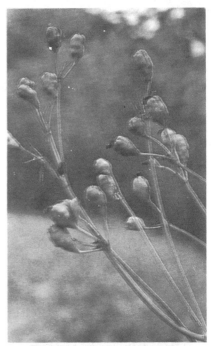

범부채 → 안질·편도선염

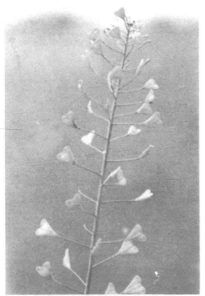

납가새 → 지혈·장의 수축·
혈관의 수축·부기·이뇨·
해열·고혈압·변비·토
혈·생리불순

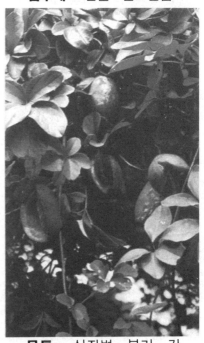

목통 → 신장병·부기·각
기·월경곤란·급성임질

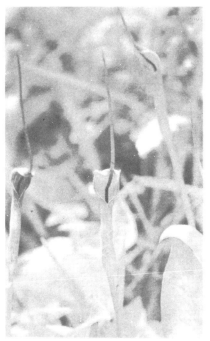

반하 → 진토제·설사

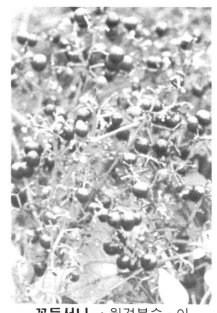

꼭두서니 → 월경불순·이 뇨·코피·구내염·편도선 염·잇몸염

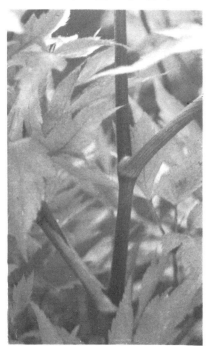

승검초 → 냉증·혈색분량· 월경불순·변비

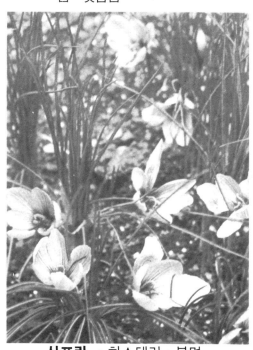

사프란 → 히스테리·불면 증·갱년기장해

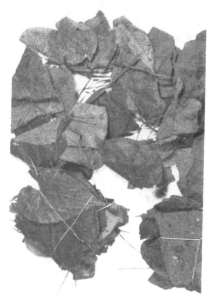

음양곽 → 신경쇠약 · 건망
증 · 저혈압 · 식욕부진

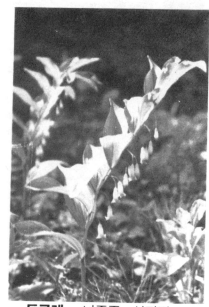

둥글레 → 뇌졸증 · 심장병

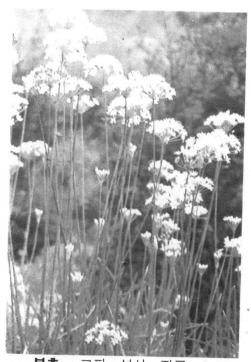

부추 → 코피 · 설사 · 자궁
병 · 간장병 · 무좀

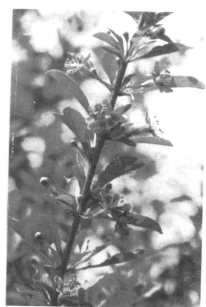

구기자 → 동맥경화 · 고혈압

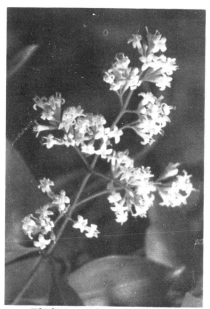

광나무 → 이뇨·월경불순·
어지러움증·귀울림·위궤
양·기관지염

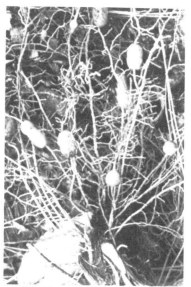

맥문동 → 기침·가래·심장
판막증·가슴이 울렁거림

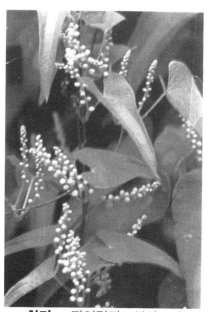

참마 → 자양강장·설사·야
뇨증·신장병·당뇨병

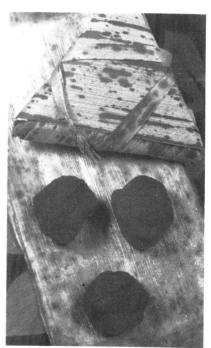

매실 → 멀미·식중독·건
위·더위먹음

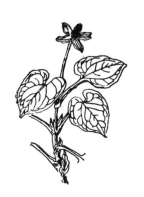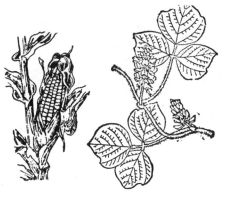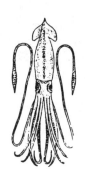

차 례

제1장 순환기 질환

제2장 비뇨기과 질환

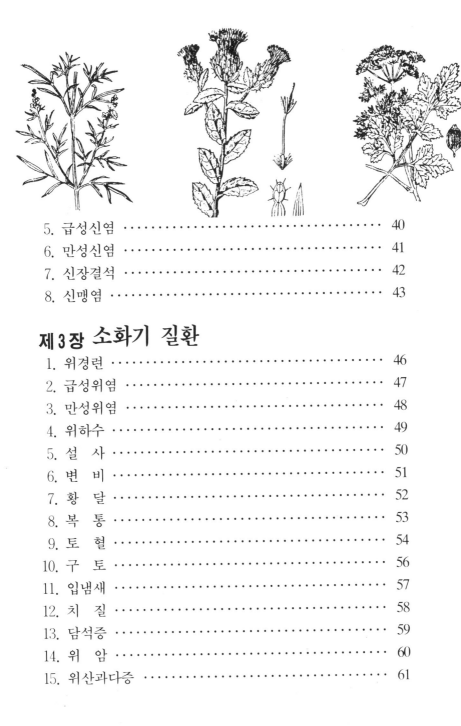

제3장 소화기 질환

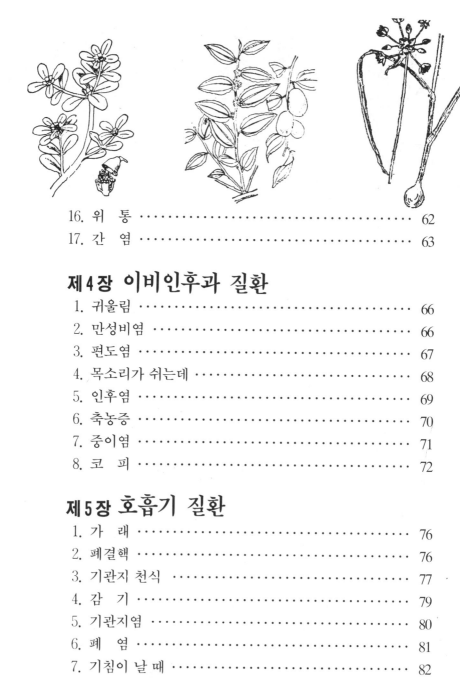

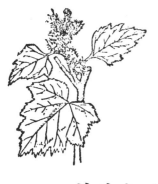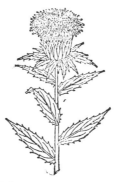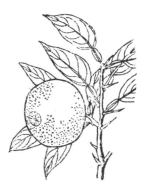

제6장 부인과 질환

제7장 피부과 질환

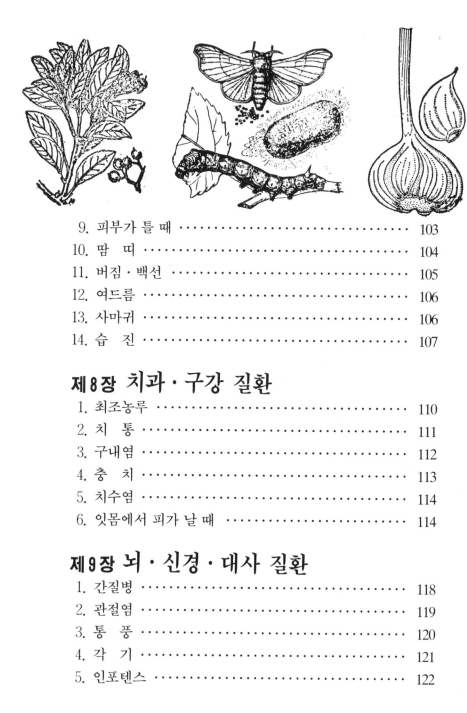

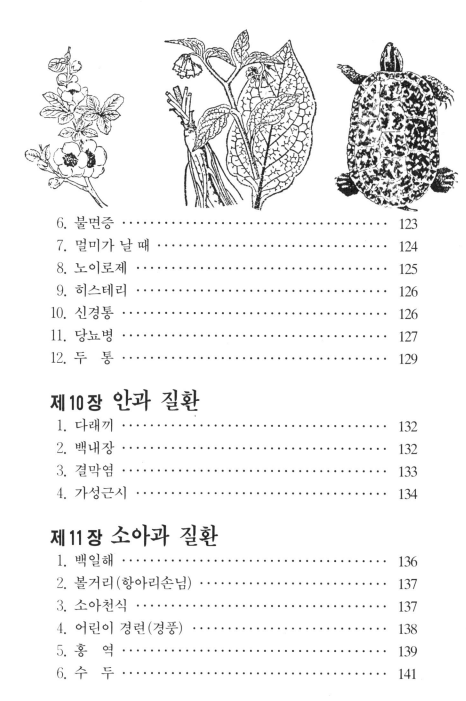

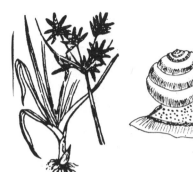
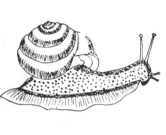
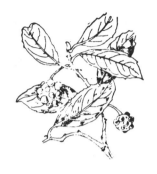

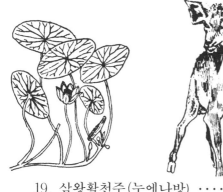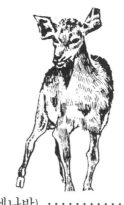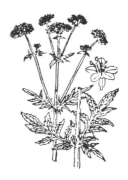

제13장 몸에 좋은 식물

제14장 몸에 좋은 생선

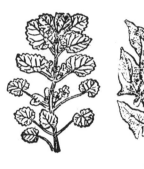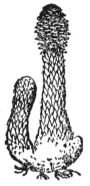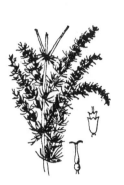

순환기 질환

1. 뇌졸중＝중풍 (腦卒中)

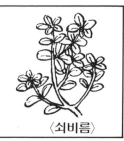

● **좋은식품** ⇨ 무우, 쇠비름, 새우, 검은 콩, 야자 열매, 무우, 사과, 생강, 솔잎

〈쇠비름〉

● 증상

뇌졸중은 뇌의 혈관이 혈액순환의 급격한 고장에 의해 일어나게 되는 상태(狀態)를 말한다.

뇌출혈이나 뇌연화나 대체로 발작상태는 거의 비슷하다. 뇌출혈의 경우는 발작 전의 징조는 그다지 없고 다만 두통이나 가벼운 현기증 정도이다.

● 치료

◇ 무우 생채를 현미(玄米)에 섞어 압력밥솥으로 밥을 지어 그늘에 말린 차조기잎으로 만든 가루를 쳐서 상식(常食)하면 매우 효과가 있다. 실지로 1년 가량 계속해서 먹고 뇌졸중에 의한 반신불수(半身不隨)를 고친 실예가 있다.

◇ 밥 반찬으로는 쇠비름을 주제로 한 나물·국·된장찌개, 튀김(말린 것으로, 튀길 때 기름은 해바라기 기름을 쓰면 더욱 좋다)과 양파를 주제로 한 것이 매우 효과적이다.,

◇ 새우 1근에 생강·파·된장을 함께 끓여 먹는다.

◇ 검은 콩을 물로 푹 삶아서 즙을 낸 다음, 그 즙을 엿처럼 졸여서 수시로 조금씩 입에 넣어 준다.

◇ 수오골계(雄鳥骨鷄) 1마리에 파 흰뿌리 한 줌 가량을 썰어 넣고 끓여서 공복에 즙만 마신다.

◇ 야자열매의 속살이나 속살을 말린 코코넛·호박(특히 동지 때 딴 것)·해바라기씨나 기름을 상식하면 유효하다. 또 이런 식품은 중풍예

방에도 매우 좋은 식품이다. 야자열매를 상식하는 남양인(南洋人)은 중풍에 걸리는 일이 거의 없다고 한다.

◇ 무우즙에 물엿이나 수수엿을 녹여 마신다.

◇ 중풍으로 허약해진 몸에는 염소 밥통 1개에 멥쌀 2홉과 후추, 파, 생강을 넣고 죽을 쑤어 먹으면 효과가 있다.

◇ 음료(飮料)로는 사과즙, 생강즙 및 차 등이 좋다.

◇ 중풍예방에는 뽕나무 가지를 잘게 썰어 달여서 차대신 마신다.

◇ 푸른 솔잎 20c.c.가량을 잘게 썰어서 헝겊주머니에 넣고 900c.c. 가량의 청주(淸酒)로 반량이 되도록 달여 작은 잔으로 1잔씩 마시면 유효하다.

◇ 무우즙·생강즙·물엿을 함께 혼합해서 마신다.

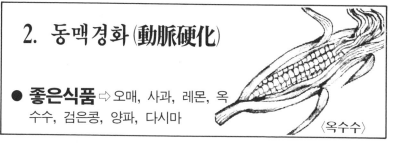

2. 동맥경화(動脈硬化)

● **좋은식품** ⇨ 오매, 사과, 레몬, 옥수수, 검은콩, 양파, 다시마

〈옥수수〉

● 증상

동맥경화가 일어나는 장소에 따라 나타나는 증상도 달라진다.

보다 많이 일어나는 뇌동맥의 경화증상은 현기증, 귀울림, 머리가 무거워지며, 시력 및 청력의 저하 등, 신체적 장애와 함께 기억력 저하·계산력 감퇴·감정의 불안정 따위의 정신적 장애가 나타나게 된다. 그리고 증상이 진행되는데 따라 언어장애·반신불수·보행장애 등이 뒤따르게 된다.

위장의 동맥이 경화하는 경우에는 위장이 찌르는 것처럼 심한 통증을 느끼게 되며, 하지(下肢)의 동맥경화는 보행이 어려워지게 된다.

● 치료

◇ 오매(烏梅)·레몬·사과 따위와 같은 신 과일이나 꿀·로얄제리 등을 섭취하면 매우 효과가 있다.

◇ 두시(일명＝약전국)의 열매 20그램·옥수수 알 50~60알, 검은 콩 15알을 함께 물로 달여 3~4회에 나누어 하루에 복용한다.

◇ 양파 가루를 모든 음식을 조리하는데 넣어 먹으면 효과적이다.

◇ 동맥경화 예방에는 다시마를 물에 깨끗히 씻어 말린 다음, 볶아서 가루를 만들어, 볶은 찹쌀가루와 같은 비율로 혼합하여 꿀로 콩알 크기의 환을 지어, 1회에 20알 가량을 물로 복용한다.

---

3. 심근경색 (心筋梗塞)

● **좋은식품** ⇨ 꿀, 솔잎, 수세미, 오이, 양파, 계란, 오징어

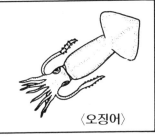
〈오징어〉

● 증상

관상동맥에 장해가 일어나 혈액이 흐르지 못하게 되면 심근이 산소 결핍증에 빠지게 되는데, 이런 상태가 어느 정도 계속되면 심근이 죽어 버리고 만다(괴사 — 壞死). 이 때문에 일어나는 병이 심근경색이다.

협심증보다 한층 더 심한 발작이 길게 계속되면서 통증이 매우 심하다. 너무나 고통이 지나쳐서 불안감이 나 죽음에 대한 공포감이 들면서 호흡곤란을 일으키든가, 혈압이 낮아지든가, 또는 치아노제 반응을 일으키게 되는 수가 많다.

● 치료

◇ 꿀이나 로얄제리를 매일 조금씩 빨아 먹는다.

◇신 것이 유효하므로 식초(특히 사과초가 좋다)를 10배의 물로 희석해서 하루 1~2회 마시면 유효하다.

◇푸른 솔잎 한 줌 가량을 짓찧어 물을 부은 다음, 꼭 짜서 즙을 내어 세 번에 나누어 하루에 마신다.

◇오이외 전초(뿌리·줄기·잎)를 물로 달여 마신다. 생 것이 없는 경우에는 한약 건재상에 가면 말린 것을 살 수 있는데, 마른 것도 유효하다.

◇양파로 먹기 좋게 여러 가지 음식을 만들어 먹는다. 양파에는 항의혈제의 성분이 함유되어 있어 많이 먹을 수록 효과적이다.

◇생 달걀을 매일 1개씩 초에 타서 마시면 효과가 있다.

◇오징어 먹물을 초에 타서 마시면 유효하다.

◇돼지 염통을 삶아 지방은 빼고 근육만 매일 조금씩 먹는다.

4. 부정맥 (不整脈)

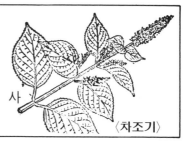

● **좋은식품** ⇨ 별꽃잎, 차조기, 사과

〈차조기〉

● 증상

대개의 경우는 피로나 스트레스같은 것으로부터 오는 일시적인 것으로서 얼마 동안 지나면 정상을 되찾게 되는 것이 보통이지만 바세도우씨 병, 동맥경화증, 심장병 따위로부터 오는 수도 있으므로 맥의 난조(亂調)가 1주일이 지나서도 여전히 계속 될 경우는 일차 의사에게 검사를 받아 보도록 하는 것이 좋을 것이다.

● 치료

◇별꽃 잎과 줄기를 짓찧어 반공기 가량 즙을 내어 차조기 잎 5~6

매로 낸 즙을 타서 마시면 효과가 있다.

◇ 사과초를 주야로 환부에 바르면 1개월 후에 현저하게 효과가 나타난다.

---

5. 요통 (腰痛)

● **좋은식품** ⇨ 결명자, 자라, 겨자, 염소뼈

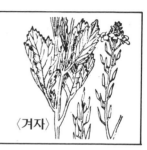

〈겨자〉

● 증상

넓은 의미에서는 경완증후군(頸腕症候群＝書痙)에 준(準)하는 것으로 축수, 특히 척추골의 요추(腰椎)에 원인이 있는 경우가 많은 것 같다(추간판「헤르니아」등). 또 신장(腎臟)이 나쁜 경우에도 통증이 있으므로 정형외과에서 이상이 없을 때는 내과에서 검사를 받아 볼 필요가 있다.

정신적인 것이 원인이 된 수도 흔하므로 가면을 쓴 꾀병이라고도 한다.

● 치료

◇ 결명자 10 g 과 뽕나무가지 잘게 썰은 것 15 g 을 함께 300c.c.의 물로 반량이 되게 달여 차 대신 마신다.

◇ 연호색 괴경(塊莖)을 가을에 채취하여 말려서 쓴다. 1일량 3∼5 g 을 물로 달여 마신다.

◇ 자라 껍데기를 볶아 가루를 내어 술에 1순갈씩 타서 1일 2회 복용한다.

◇ 가지가 달린 전체 한 그루의 가지묘를 뽑아서 불에 태운 다음 가루를 만들어 1회 2돈씩 따뜻하게 데운 술로 복용하면 유효하다.

◇ 겨자 가루를 물에 개어 붙이면 즉효하다.

◇ 콩 6되를 물에 불렸다가 볶아서 식기 전에 자루 2개에 나누어 넣은 다음 번갈아 허리에 댄다(이때 자루 하나는 찜통 같은데 넣고 가열(加熱)해서 바꾸면 좋다)

◇ 염소 등뼈를 자주 고아 먹거나 염소 콩팥을 불에 구워 먹으면 유효하다.

---

6. 숙취 (宿醉)

● **좋은식품** ⇨ 팥, 무우, 연근, 감,
　　　　　무화과, 결명자

〈무화과〉

● 증상

그대로 내버려두어도 별다른 탈은 없는 것이지만 그래도 너무 고통스러울 때는 알콜이 폐나 피부를 통해서 몸 밖으로 발산하도록 돼있기 때문에 의복을 벗고 통풍이 잘 되는 곳에서 바람을 쏘인다.

혈중(血中)의 알콜 농도를 낮추기 위하여 수분, 특히 혈관을 확장시켜 혈액순환을 촉진케 해주는 차(茶) 같은 음료를 마신다.

● 치료

◇ 팥을 삶아서 아무것도 가미하지 말고 먹으면 속이 울렁거리는 증세라든가 헛구역질 같은 것이 가라앉는다.

◇ 무우즙이나 연근즙을 마시면 효과가 있다.

◇ 감이나 무화과를 먹으면 술이 속히 깬다.

◇ 꿀물을 한 컵 가량 마시면 속이 시원해진다.

◇ 결명자를 진하게 달여 마신다.

◇ 검은 콩 1홉에 물 3홉을 붓고 1홉이 되게 달여 3~4회에 나누어 마

28

시면 풀린다.

◇ 청주(淸酒) 숙취에는 무우즙 1사발 가량을 마시면 유효하다.

◇ 맥주(麥酒) 숙취에는 대나무잎 12~13매 가량을 3홉의 물로 1홉이 되게 달여 2~3회에 나누어 마시면 유효하다.

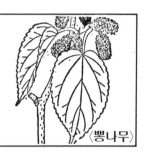

7. 고혈압증(高血壓症)

● **좋은식품** ⇨ 결명자, 솔잎, 감나무잎, 미나리, 마늘, 쑥, 차조기잎, 대추, 냉이, 명아주, 뽕나무잎

〈뽕나무〉

● 증상

일반적인 자각증상(自覺症狀)은 두통·머리가 무겁다. 어깨가 뻐근하다·현기증이 난다·가슴이 두근거린다·숨이 가빠진다·귀울림 따위인데 이런 경우의 고혈압증은 과로·과음·근심·스트레스 따위가 원인이 되어 일시적으로 혈압이 올라가는 일이 많고「기능성고혈압증(機能性高血壓症)」으로 불리고 있다. 한편, 자각증상이 거의 없어서 모르고 있다가 우연한 기회에 발견되는 일이 많은 고혈압증으로「본태성(本態性)고혈압증」이 있는데, 그 원인에 대해서는 아직 확실히 모르고 있다.

● 치료

◇ 결명자(決明子=초결명의 씨)와 삼백초(三百草=집약초=즙채) 각 10그램씩을 함께 물로 달여 차 대신으로 마신다.

◇ 솔잎 50본 가량을 깨끗이 씻어 1cm길이로 잘라서 짓찧은 다음, 2 술잔(작은 잔) 가량의 물을 붓고 짜서 매일 공복에 3회씩 복용하면 매우 효과가 있다.

◇ 감나무잎을 달여서 매일 차 대신 마신다. 떫은 감으로 즙을 내어

무우즙을 타서 마신다. 처음에는 하루 1회에 10그램 가량을 마시고 병세에 따라 차차로 양을 늘인다.

◇ 혈압이 높아지면서 신열이 날 때는 미나리로 생즙을 내어 마시면 효과가 있다.

◇ 마늘, 쑥 3그램 1회량으로 하여 3홉의 물로 반량이 되게 달여 1일 3회씩 복용한다.

◇ 차조기잎을 그늘에 말려 차 대신 달여 마시면 효과가 있다.

◇ 대추·정가는 혈액순환을 돕는다.

◇ 냉이 전초(全草)를 하루에 20그램씩 물로 달여 장복(長服)하면 효과가 있다.

◇ 그늘에 말린 멸(삼별초) 전초 10~20그램을 1일량으로 하여 계속 달여 차대신 마시면 효과가 있다.

◇ 말린 명아주 전초 20그램 가량을 물로 달여 두번에 나누어 식간에 복용하면 유효하다.

◇ 뽕나무 잎을 말려서 달여 마시면 유효하다.

---

8. 뇌연화증 (腦軟化症)

● **좋은식품** ⇨ 계란, 매실, 뽕나무 뿌리

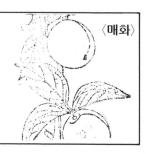

〈매화〉

● 증상

뇌연화증은 뇌졸중(腦卒中) 가운데 한 타잎(型)으로 뇌 속의 혈액순환이 나빠지든가, 또는 정지하게 됨으로써 그 부분의 뇌가 변질(變質) 연화(軟化)하는 병을 말한다.

보다 확실하게 나타나는 증상으로는 발작 수일 전, 때로는 발작 전날부터 서서히 지각(知覺)·율동, 언어 등에 장해가 나타나는 일이 많으며, 발작도 서서히 닥쳐올 뿐만 아니라 발작 후에는 운동장애도 점차 그 범위가 넓어지면서 백치(白痴)처럼 되어 버리는 수가 있다. 장해 상태는 대개 회복되지 않고 오히려 악화하는 경향이 많다.

● 치료

◇ 달걀 1개를 식초에 타서 매일 마신다.

◇ 송엽주(松葉酒)나 송실주(松實酒) 또는 오매(烏梅)로 차를 달여 매일 수시로 조금씩 마시면 유효하다.

◇ 뽕나무 수염 뿌리를 달여 차 대용으로 장복(長服)한다.

◇ 잘 익은 개다래나무의 열매를 끓는 물에 잠깐 담갔다가 꺼내어 말린 다음, 1일 10그램씩 물로 달여 마신다.

◇ 뽕나무 가지를 잘게 썰어 차 대용으로 달여 마시면 효과가 있다. 평소에 마시면 중풍예방도 된다.

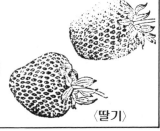

9. 빈혈증 (貧血症)

● **좋은식품**⇨ 계란, 오징어, 굴, 해삼, 시금치, 부추, 마늘, 당근, 귤, 딸기, 레몬, 사과, 조개

〈딸기〉

● 증상

혈액 속에 들어 있는 적혈구(赤血球—붉은 비톨)가 감소되어 있는 상태를 빈혈이라고 한다. 빈혈의 원인은 여러가지로 생각할 수 있으나, 그 대부분은 적혈구의 혈색소(血色素=헤모구로빈)가 부족한 때문이다.

안색이 창백하고, 현기증이나 숨이 차기 쉽다. 두통과 미열이 나기 쉬우며, 가슴이 두근거리는 수가 많다. 손발이 붓고, 뇌빈혈(腦貧血)을 일으키기 쉽게 된다.

● 치료

◇ 철분이나 단백질, 비타민 등을 많이 함유하고 있는 버터·달걀·육류·오징어·굴·해삼·시금치·부추·마늘·당근·귤·딸기·레몬·사과·가막 조개 같은 것을 많이 먹는다.

◇ 동물의 간(肝) 중에서도 특히 쇠간(牛肝)을 무우즙이나 무우채에 곁드려 먹으면 유효하다.

◇ 선지국도 좋다.

◇ 당근을 갈아서 그 즙을 계속 마시면 유효하다.

◇ 모과나 명자 에키스를 1일 35그램 가량 달여 마신다.

◇ 상치쌈을 많이 먹으면 효과가 있다.

◇ 마늘 술에 레몬즙을 몇 방울 타서 하루 3회, 1잔씩 마신다.

◇ 용안육을 먹든가, 용안으로 빚은 용안주를 마시면 매우 효과가 있다.

◇ 가막조개를 삶아서 즙과 함께 먹든가, 국을 끓여서 자주 먹으면 유효하다.

10. 저혈압증(低血壓症)

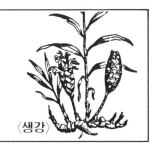

〈생강〉

● 좋은식품 ⇨ 생강, 구기자

● 증상

혈압이 낮다는 것만으로는 병이라고 할 수 없다. 중년 이후에는 오히려 혈압이 낮으므로서 여러 가지 장해가 일어나는 경우를 말한다.

때때로 현기가 나고, 피로해지기 쉬우며, 두통이 난다. 가슴이 두근거리고 귀울림(耳鳴)이 있으며 불면·권태감·흉부 압박감 등이 있고 또 만성적인 위장장해(식욕부진·구역질·변비·복통)도 적지 않다.

● 치료

◇ 찬을 장만할 때 특별히 생강을 많이 넣어서 먹고 생강차를 자주 마시면 효과가 있다.

◇ 구기자 잎이나 알로에 잎을 달여 차 대용으로 마시면 유효하다.

---

11. 심장판막증

● **좋은식품** ➡ 당근, 사과, 파, 신나리, 달개비, 호두, 대추, 꿀, 청어

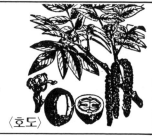

〈호도〉

● 증상

심장의 판막이 어떤 원인에 의해서 두껍게 굳어져서 때로는 한쪽으로 쏠려 개폐(開閉)작용을 잘 못하게 되든가, 또는 그 부분이 좁아지든가 하는 병이 심장판막증인데, 선천적인 것과 후천적인 것이 있다.

처음에는 이렇다 할 자각증상은 나타나지 않고 대상(代償)이라해서 심장 자신이 적당히 처리해 넘겨 버린다. 그런데 문제는 그 적당한 처리가 다른 부분의 심근(心筋)을 혹사시키게 됨으로써 심장이 비대해져 버리는 것이다. 그렇게 되면 조금만 운동을 한다든가 심지어는 계단을 오르는 정도로도 가슴이 뛰면서 숨이 끊어지는 듯한 느낌이 들게 된다.

● 치료

◇ 당근과 사과를 갈아서 함께 낸 즙이나 연근즙을 매 시간마다 1공기씩 마시면 심장의 움직임이 활발해지게 됨으로 매우 유효하다.

◇ 마(山芋)를 찌든가 삶아서 매 식사 때마다 빠뜨리지 말고 먹으면 몇 일 내로 효과가 나타난다.

◇ 신나리 뿌리를 상식(常食)하는 것도 유효하다.

◇ 달개비(露草)를 그늘에 말려 하루 양으로 15그램을 물로 달여 마시든가, 생식도 가능하므로 된장에 찍어서 먹으면 유효하다.

◇ 보리수나무 잔가지를 말려 1일량 20그램을 물로 달여 마시면 매우 효과가 있다.

◇ 호두 알맹이 20개·씨를 뺀 대추 20개·꿀 2냥을 함께 짓찧어 꿀을 넣고 고약처럼 졸여서 매회 3순갈씩 술로 먹으면 매우 유효하다.

◇ 감메기(소금을 넣지 않고 말린 청어)로 된장국을 끓여서 상식하면 유효하다.

◇ 동과(冬瓜)씨를 달여 마시면 효과가 있다.

12. 견비통 (肩痺痛)

● 좋은식품 ⇨ 수선의 뿌리, 무우, 꽈리

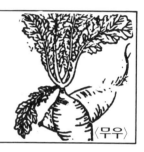

〈무우〉

● 증상

심장병이나 위장병 같은 내장의 병으로부터 오는 일도 있으나 대개는 과로로 인한 단순한 근육통으로 땅기는 듯하면서 무거운 감이 든다.

● 치료

◇ 수선(水仙)뿌리를 짓찧어서 초를 약간 넣고 밀가루로 반죽을 하여 문창호지에 두껍게 편 다음 걸리는 곳에 붙이면 낫는다.

◇ 견비통이나 근육통에는 모래찜질을 하면 유효하다.

◇ 무우를 갈아서 소금을 약간 넣고 형겊에 싸서 걸리는 곳에 놓아주면 유효하다.

◇ 꽈리(열매)를 짓찧어서 발라도 유효하다.

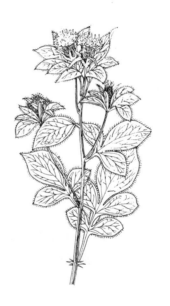

제 2 장

비뇨기과 질환

1. 방광염 (膀胱炎)

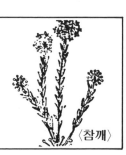

〈참깨〉

● **좋은식품** ⇨ 감, 참깨, 말오줌나
무, 꿀풀, 해바라기

● 증상

통증이 있고, 소변이 잦으면서도 탁(濁)한 것이 특징이다. 대개의
통증은 소변을 볼 때, 또는 소변이 끝날 무렵에 찌르는 듯한 아픔이다.
소변이 자주 마렵게 되는 것은 방광점막(膀胱粘膜)이 세균에 의해 자
극을 받게 되어 방광의 용적(容積)이 줄어들게 되기 때문이다. 병세가
악화하여 방광점막으로부터 출혈을 하게 되면 오줌이 팥죽처럼 된다.

● 치료

◇ 곶감 5~6개에 검은 깨 4그램을 넣고 350c.c.의 물로 반량이 되게 달
여 3회에 나누어 하루에 마신다. 곶감이 없으면 보통 감도 무방하다.

◇ 방광의 모든 질병에는 매일 참깨를 조금씩 먹으면 좋다.

◇ 말오줌나무(接骨木) 전초 한 줌을 물로 달여 차(茶) 대신 자주 마
시면 효과가 있다.

◇ 꿀풀꽃을 달여 마시면 오줌이 기분 좋게 나온다. (1일량 10~20그
램).

◇ 해바라기씨를 볶아서 물로 달여 차 대용으로 상음(常飮)하면 효
과가 있다.

2. 전립선비대증 (前立腺肥大症)

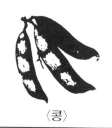
〈콩〉

● **좋은식품** ⇨ 콩, 깨, 야채

● 증상

우선 비뇨 곤란이 큰 특징이다. 배뇨를 할려고 해도 나오기 시작할 때까지 비교적 시간이 걸리고, 또 끝날 때까지도 시간이 걸린다. 소변 줄기는 가늘고 힘이 없으며, 배뇨 회수도 잦고 야뇨증(夜尿症)이 따르는 수가 많다.

● 치료

◇ 현미 채식요법(玄米菜食療法)이 매우 효과적이다. 현미로 지은 밥을 주식으로 하고 부식은 녹색 야채를 취한다. 식사량은 8분 이하로 하고 단백질·지방은 콩류·깨·식물유 등으로부터 얻는다.

◇ 냉수(冷水)로 목욕을 할 때 국부에 냉수를 끼얹는다. 적어도 1개월 이상 꾸준히 계속해야 효과를 볼 수 있다.

◇ 국부의 혈액순환을 좋게 해줌으로써 부기가 빠진다. 조석으로 하루에 두 번씩 매일 꾸준히 한다.

3. 임질 (淋疾)

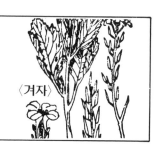
〈겨자〉

● **좋은식품** ⇨ 아가위, 머루, 무화과, 곶감, 질경이, 미나리, 호두, 겨자, 참깨

● 증상

38

성교 후 2~8일 간의 잠복기간이 지난 다음, 요도(尿道)가 근질근질하면서 젖빛처럼 뿌연 고름이 나오다가 차차 농도가 진한 것으로 변한다. 배뇨시(排尿時)나 발기시(勃起時)에는 요도에 심한 통증을 느끼게 되지만 합병증이 없는 한 3~4주 후에는 대개 가라앉게 된다.

● 치료

◇ 아가위를 태워 가루로 하여 꿀로 환을 만들어 1회 8돈중씩 1일 3회 공복에 백비탕으로 복용한다.

◇ 머루 즙 3홉에 꿀 1홉을 혼합하여 공복에 마신다.

◇ 무화과나무 뿌리를 달여 마시면 유효하다.

◇ 곶감 1근을 5홉의 물로 삶아 차 대신 수시로 하루에 마신다. 6~7일간 계속 마시면 낫는다.

◇ 질경이씨 12그램과 결명자 20그램을 4홉의 물로 반량이 되게 달여 차 대신 수시로 마시면 특효하다.

◇ 생 미나리의 가운데 줄기만으로 짓찧어서 즙을 낸 다음 1공기씩 하루 2회 장복하면 유효하다.

◇ 호두알을 갈아서 쑨 호두죽을 상식하면 유효하다.

◇ 겨자를 물로 달여 마신다.

◇ 참깨를 짓찧어 좁쌀에 넣어 좁쌀죽을 쑤어 먹으면 낫는다.

◇ 곶감과 등심초(골풀)를 같은 비율로 함께 물에 달여 마시면 유효하다.

◇ 오징어를 가루로 만들어 1회 1돈씩 생지황즙에 타서 마신다.

◇ 감게기(간을 하지 않고 말린 청어)에 약간의 사향을 넣고 흑소하여 가루를 만들어 1회에 1숟갈씩 물로 복용하면 유효하다.

◇ 마당풀(파리채 나물)로 생즙을 내어 1회 한 공기씩 마셔도 효과가 있다.

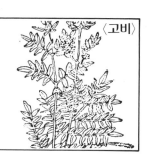

〈고비〉

4. 빈뇨(頻尿)

● **좋은식품** ⇨ 은행, 인절미, 고비, 호두,

● 증상

보통 사람의 배뇨 회수는 1일 5~7회, 밤에는 0~1회이다. 그 이상으로 배뇨가 있을 때에는 일단 빈뇨라고 부른다. 원인은 신경질인 사람한테서 볼 수 있는 신경성인 것 외에도 다뇨증(多尿症), 염증이나 결석으로 인한 방광자극상태, 노화(老化)같은 것에 의한 방광용적의 감소, 전립선비대, 요도협착(尿道狹窄)에 의한 요배설 장해 따위의 병에 의하는 수도 있다.

● 치료

◇ 은행을 1일 6~7개씩 불에 구워 먹으면 효과가 있다.

◇ 인절미(팥고물 무친 것이면 더욱 좋다)를 설탕없이 취침 전에 1~2개 먹고 자면 밤중에 소변보는 일이 없게 된다.

◇ 고비를 진하게 달여 마시면 매우 효과가 있다.

◇ 숫닭의 날개를 태워서 만든 가루를 술에 타서 1술갈씩 마시면 효과가 있다.

◇ 호두 4~5개를 매일 취침 전에 먹으면 유효하다.

◇ 은행알 7개는 생으로 7개는 구워서 먹는다.

◇ 굴가루와 적석지(赤石脂)가루를 같은 비율로 하여 술로 환을 만들어 1회 1돈씩 미음으로 1일 2회 복용한다.

5. 급성신염 (急性腎炎)

● **좋은식품** ⇨ 갈대, 말오줌나무, 해바라기, 가물치, 더덕, 우렁이, 당근

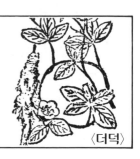
〈더덕〉

● 증상

목이 아프면서 열이 난 다음, 10~20일 정도 지나면 열이 내리면서 아팠던 목도 낫는다. 하지만 몸은 여전히 나른하고 허리가 아프든가 피로해지기 쉽다. 또 목이 마르든가, 식욕이 없어지든가, 아침에 일어났을 때 눈두덩이 부어 있는 일이 많다. 그 부증(浮症)은 전신으로 퍼지고 동시에 혈압이 오르든가, 단백뇨나 혈뇨가 나오는가 하면, 요량이 급격히 줄어들기도 한다.

● 치료

◇ 갈대 뿌리를 생으로 15~20그램을 350c.c의 물로 반량이 되게 달여 1~2회에 나누어 마시면 열, 부기, 진한뇨에 효과가 있다.

◇ 말오줌나무의 씨 · 초결명의 씨(決明子) · 옥수수 알 각 20그램을 함께 500c.c의 물로 3분지 2로 양이 줄을 때까지 달여 수회에 나누어 하루에 마신다. 그러면 뇨가 잘 나오게 될 뿐만 아니라 2 · 3일 지나면 부기도 빠진다.

◇ 해바라기씨를 볶아서 달여 차 대신 자주 마시면 효과가 있다.

◇ 가물치 1근에 동아(冬瓜)와 파를 넣고 죽을 자주 끓여 먹으면 효과가 있다.

◇ 더덕을 물로 달여 1일 8그램씩 복용한다.

◇ 살아 있는 우렁이를 짓찧어 발바닥 중심에 붙이고 붕대를 감아 두면 유효하다.

◇ 당근씨 12그램을 3홉의 물로 절반량으로 달여 세 번에 나누어 마

시면 매우 효과가 있다.

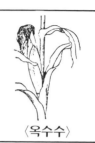

6. 만성신염(慢性腎炎)

● **좋은식품** ⇨ 수박, 쉬뜨기풀, 옥수수 수염, 비파나무, 율무, 당근, 검은콩

〈옥수수〉

● 증상

처음부터 만성신염으로 일어나는 경우는 초기엔 전혀 자각증상이 없다. 병이나 그밖에 체력이 저하했을 때 부기가 나타남으로써 비로소 알게 되는 수가 많다. 부기는 심해지기도 하고 없어지기도 한다. 병이 진행되면 혈압이 오르고, 안색이 나빠지며, 눈이 몽롱해지고 동계가 일어나고, 숨이 가빠진다. 또 야간다뇨(夜間多尿)라고 해서 밤에 몇 번씩이나 소변을 보게 된다.

● 치료

◇ 수박을 먹으면 그 당분의 작용으로 요가 잘 나오게 된다.

◇ 뱀밥(筆頭菜=쇠뜨기)을 데쳐서 나물로 먹든가, 또는 그늘에 말려 하루 6그램 가량을 달여 차 대신 마시면 효과가 있다.

◇ 노나무의 열매(씨)나 잎 10그램 가량을 달여서 하루에 마신다.

◇ 옥수수 수염을 그늘에 말려, 한 줌 가량을 900c.c.의 물로 반량이 되게 달여 차 대신 마시면 부기가 빠지면서 효과가 난다.

◇ 비파나무잎을 달여 1일 10그램 가량씩 마시면 효과가 있다.

◇ 율무알을 오랫동안 달여서 마시면 유효하다.

◇ 당근씨 12그램을 3홉의 물로 반량이 되게 달여 세 번에 나누어 하루에 마신다.

◇ 검정콩 1홉에 감초 1돈중을 넣고 달여서 아침, 점심, 저녁 세 차

례에 나누어 마시면 효과가 있다.

---

7. 신장결석(腎臟結石)

● **좋은식품** ⇨ 매실, 레몬, 꿀, 석위, 율무

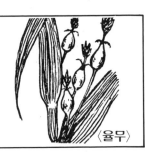

〈율무〉

● 증상

신장내의 내압(內壓)이 높아지기 때문에 찌르는 듯한 통증이 하복부에 일어난다. 이것을 신산통(腎疝痛)이라고 하며, 심할 때는 진땀을 흘리면서 방바닥을 쥐어뜯을 정도로 아픈 것이다. 이런 산통은 10여분이 지나면 가라앉게 되지만 결석이 있는 한 통증은 반복해서 일어나는 것이 보통이다.

● 치료

◇ 알카리성 식품인 매실이나 레몬을 1일 1개씩 계속해서 먹으면 효과가 있다.

◇ 꿀로 여러가지 음료를 만들어서 마시면 유효하다.

◇ 석위 잎을 달여 마시면 오줌이 잘 나오게 되면서 뇨로(尿路)의 결석에도 유효하다.

◇ 율무 알맹이나 잎 또는 뿌리를 달여 1일 3회씩 장기간 복용하면 유효하다.

8. 신맹염 (腎盂炎)

● **좋은식품** ⇨ 결명자, 개옷나무, 말오줌나무, 옥수수 수염

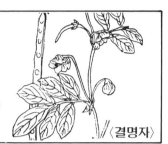

〈결명자〉

● 증상

갑자기 한기(寒氣)를 느끼게 되면서 몸이 떨리고 38~40도의 고열이 난다. 배뇨회수(排尿回數)나 소변량이 많아지고 단백이 섞인 탁(濁)한 요가 나온다. 열은 2~3일 지나면 서서히 내려가게 되는데, 이때 적절한 치료를 해두지 않으면 발열(發熱)을 되풀이 하면서 악화할 우려가 있다.

● 치료

◇ 결명자(決明子＝초결명의 씨) 25그램과 개옷나무잎 20그램을 함께 500c.c.의 물로 3분지 2량으로 줄 때까지 달여 4회로 나누어 하루에 다 마신다.

◇ 말오줌나무잎 20그램·결명자 25그램·옥수수수염 4그램을 함께 500c.c.의 물로 3분지 2량이 되게 달여 4~5회에 나누어 하루에 마시면 매우 효과가 있다.

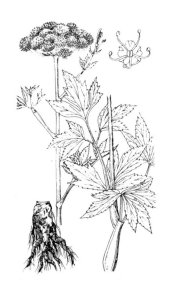

소화기 질환

1. 위경련(胃痙攣)

● **좋은식품** ⇨ 계란 껍질, 치자, 마
늘, 식초, 모과, 복숭아

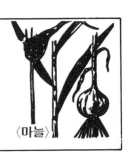

〈마늘〉

● 증상

위경련은 속칭 가슴앓이라고 하는데, 여성에게서 흔히 볼 수 있다.
배의 윗쪽 부분이 발작적으로 몹시 아프면서 경련을 하는 것과 같은
상태로 된다. 일시적인 경우 이외에도 버릇이 되어 몇 번이고 되풀이
하는 수도 있다.

● 치료

◇ 계란 껍질을 불에 구운 다음, 가루를 만들어 복용하면 즉효하다.

◇ 소금물을 발작과 동시에 벌컥 벌컥 마시고 위 속에 든 것을 토해
낸 다음, 하루 동안 단식한다. 물은 마셔도 무방하다. 그 다음 날은 묽
은 죽을 먹고 차차 보통 음식으로 갈아 먹는다.

◇ 치자를 부셔서 물에 담근 다음, 우러난 치자물을 마시면 효과가
있다.

◇ 센나 한 줌을 2홉의 물로 반으로 줄 때까지 달여 마시면 발작은 곧
멎게 된다. 평소에 이것을 복용하면 위경련을 일으키는 회수가 차츰
줄어들 뿐만 아니라 완치될 수도 있다.

◇ 그늘에 말린 밥동사니 한 줌을 잘게 썰어서 3홉의 물로 달여 차 대
신 자주 마신다. 1~2개월 계속 복용하면 위경련은 일으키지 않게 된
다.

◇ 마늘 생즙을 2작가량 마시면 신효하다.

◇ 마늘을 짓찧어 발바닥에 자주 갈아 붙이면 효과가 있다.

◇ 초를 끓여 푸른 헝겁에 적셔 사지를 골고루 찜질을 하면 유효하

다.

◇ 초에 소금을 약간 넣고 달여 마시면 매우 효과가 있다.

◇ 모과나무잎과 가지를 달여 마시면 효과가 있다.

◇ 복숭아잎이나 껍질을 달인 즙 1되 가량을 수시로 나누어 마시면 유효하다.

◇ 노야지를 달여 마시면 유효하다.

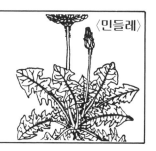

〈민들레〉

2. 급성위염(急性胃炎)

● **좋은식품** ⇨ 무우, 이질풀, 자주 쓴풀, 민들레뿌리, 묵은 멥쌀, 모과, 오매

● 증상

우선 기분이 좋지 않으면서 위 언저리가 무지근하고, 통증이 있고, 구토를 하기도 한다. 또 두통이 나는 수가 많으며 때에 따라서는 오한(惡寒)이 일어나는 경우도 있다.

● 치료

◇ 무우를 강판에 갈아서 그 즙을 조석으로 60c.c.가량을 나을 때까지 복용한다.

◇ 그늘에 말린 이질풀 한 줌을 350c.c.의 물에 넣고 반으로 줄을 때까지 달여서 차 대신 수시로 마신다.

◇ 그늘에 말린 자주쓴풀 20그램을 300c.c.의 물에 넣고 3분의 1 양으로 진하게 달여서 한 번에 마신다.

◇ 민들레 뿌리를 꽃이 피기 전에 캐서 말려둔 것을 잘게 썰어 10그램 가량을 300c.c.의 물에 넣고 절반으로 양이 줄을 때까지 달인 다음, 수회(數回)로 나누어 하루에 다 마신다.

◇ 묵은 멥쌀을 태워 재를 만든 다음, 꿀을 타서 마시면 즉효하다.

◇ 멥쌀 2홉을 가루로 만들어 물 2잔에 풀어 즙을 만들어 죽력(竹瀝) 1홉을 타서 마신다.

◇ 모과 1냥을 달여 마신 다음, 그 즙에 푸른 헝겊을 적셔 발바닥에 감는다.

◇ 오매(烏梅) 2돈을 1홉의 물로 달여 마시면 유효하다.

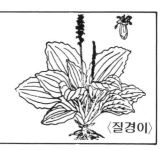

3. 만성위염 (慢性胃炎)

● **좋은식품** ⇨ 생강, 파, 무우, 질경이, 연근, 자주쓴풀

〈질경이〉

● 증상

이것은 만성적으로 위가 염증을 일으키고 있는 병인데, 증상이 나타나지 않을 때도 있지만, 보통은 속이 그득하면서 거북하든가 또는 쓰리다든가 하는 것이 주된 증상이다. 위염이 어떤 형으로 일어나 있는가에 따라 그 증상도 다르다. 위 점막의 표층이 염증을 일으키고 있을 때는 위의 기능은 그다지 저하돼 있지는 않을 것이다.

● 치료

◇ 해묵은 생강을 질남비로 볶아 이것을 다시 약탕관이나 주전자에 옮겨 물을 붓고 달인다. 얼마간 졸아들었을 때 불에서 내린 다음, 흑설탕을 약간 넣고 차 대신으로 자주 마신다. 1~2주일 계속하면 효과가 나타난다.

◇ 파를 3센티 정도로 썰어서 식사 때마다 생으로 된장에 찍어 먹는다.

◇ 무우 생채를 식사 때마다 많이 먹는다. 무우에는 소화를 돕는 「디

아스타제」가 많이 들어 있다.

◇ 그늘에 말린 호장 뿌리 한 줌(5그램)을 하루치로 정하여 달여서 차 대신 자주 마시면 효과가 있다.

◇ 그늘에 말린 질경이 10~20그램을 3홉의 물로 1홉이 되게 달여 1일 3회, 식후에 복용하면 낫는다.

◇ 위 출혈에는 연근즙을 수시로 복용한다.

◇ 자주쓴풀 전초 4~5본을 200c.c.의 끓는 물에 담갔다가 4~5분 후에 그 즙을 마신다.

4. 위하수 (胃下垂)

〈민들레〉

● **좋은식품** ⇨ 석결명, 이질풀, 자주쓴풀

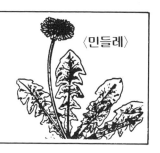

● 증상

위하수는 글자 그대로 위가 아래로 처져있는 상태를 말하는데, 서 있는 자세로 배를 내려다 보면 명치는 들어가고 아랫배쪽은 불룩하게 나온다. 합병증이 있어 위에 장애를 일으키면 식욕부진이 되면서 위에 압박을 받는 듯한 통증을 느끼게 된다. 통증은 가벼운 불쾌감 정도의 것에서 매우 심한 것까지 있는데 공복일 때 보다도 식후에 통증이 오는 경우가 더 많다.

● 치료

◇ 석결명과 이질풀 각20 그램씩을 700c.c의 물에 넣고 3분의 2 양으로 물이 줄을 때까지 달여서 하루 세 번으로 나누어 차(茶) 대신 마신다.

◇ 자주쓴풀의 전초(全草) 5~6본(本)을 열탕에 넣고 휘저어 낸 다음

식혀서 1공기 가량 마신다.

5. 설사(下痢)

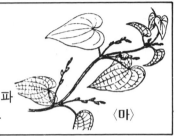

● **좋은식품** ⇨ 연근, 부추, 계란, 파
뿌리, 매실, 이질풀, 쑥, 감꽃, 마

〈마〉

● 증상

설사도 그 정도의 차이가 여러가지이다. 하루 한 두번의 죽처럼 묽은 것이 있는가 하면, 이 삼십번씩 변소 출입을 하면서 물과 같은 변이 나오는 것도 있다. 급성과 만성이 있는데 급성인 경우가 그 증상이 더욱 심하다.

● 치료

◇ 연근즙이나 연근에 소금을 넣고 달여 마시면 낫는다.

◇ 부추와 계란을 함께 데쳐서 먹는다.

◇ 흰 파뿌리를 달여 마시든가 현미로 함께 죽을 쑤어 먹으면 효과가 있다.

◇ 매실 엑기스를 조금 물로 마신다.

◇ 그늘에 말린 이질풀 20그램을 300c.c.의 물로 반량이 되게 달여 마시면 만성적인 설사도 즉시 멎게 된다.

◇ 생쑥으로 즙을 내어 마시면 유효하다.

◇ 마디풀(偏蓄) 한 줌을 물 2홉으로 반이 되게 달여 5~6일만 복용하면 심한 설사도 멎게 된다.

◇ 찹쌀과 멥쌀을 같은 양으로 볶아서 두숟갈 가량을 4홉의 물로 20분간 달여 하루 5~6차례 복용하면 설사를 멎게할 뿐만 아니라 몸에도 이롭다.

◇「장카타르」에 의한 설사에는 정어리 튀김을 2마리 가량만 먹으면 신효하다.

◇감나무 꽃을 태워서 밥풀로 환을 지어 하루 3번 복용한다.

◇그늘에 말린 오이풀의 새싹 2돈을 1홉의 물로 달여 복용하면 즉효하다.

◇하지 전후에 채집한 마를 밥솥에 쪄서 하루 세 끼 1회에 한 개 정도씩 먹는다.

6. 변비 (便秘)

● **좋은식품** ➪ 꿀, 레몬, 매실, 다시 마, 결명자, 당근, 사과, 이질풀, 잣

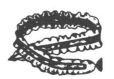
〈다시마〉

● 증상

운동부족, 식사의 불균형(주로 섬유질 부족일 때) 스트레스 등이 원인이 되어 일어난다. 태어날 때부터 장이 길어서 변비가 되기 쉬운 사람도 있다.

● 치료

◇꿀을 1회에 차숟갈 하나씩 공복에 먹는다.

◇아침마다 일어나는 즉시로 레몬 1개나 또는 매실 1개를 먹는다.

◇석냥갑 크기의 다시마를 냉수에 담가 두었다가 물과 함께 먹는다.

◇맹물로 효과를 보는 사람도 있다.

◇잠자리에 들기 전에 소금물 1컵을 마시고 자면 효과가 있다.

◇결명자 20그램을 700c.c.의 물로 색이 진하게 될 때까지 달여 하루 3회로 나누어 마시면 이튿날은 틀림없이 통변이 가능하다.

◇현미를 주식으로 삼는다. 현미의 분겨에 들어 있는 섬유질이 장의

연동운동을 촉진케 함으로 통변이 확실하다.

◇ 당근과 사과를 갈아서 매일 아침 공복에 반공기씩 1개월간 먹으면 만성변비도 완쾌된다.

◇ 삶은 팥물 즙을 하루 3컵 가량 마시면 신효하다. 다시마를 넣고 삶으면 더욱 좋다.

◇ 상습적인 변비에는 대황가루 10돈, 중조 30돈, 탄산마그네슘 5돈을 혼합해서 취침 전에 차 숟갈로 하나씩 복용하면 즉효하다.

◇ 현미로 미수가루를 만들어 차숟갈 둘 가량을 소금을 약간 가미해서 온수에 타서 마신다.

◇ 이질풀 한 줌을 물 5~6홉으로 3분의 2로 달여 차 대신 마신다.

◇ 매일 아침 식전에 냉수를 한 사발씩 마시든가 무화과 열매를 달여 마시면 통변이 잘 된다.

◇ 잣알과 삼씨 각 1냥중을 함께 짓찧어서 꿀로 환을 만들어 1회 1돈 중씩 복용하면 유효하다.

7. 황달 (黃疸)

● **좋은식품** ⇨ 미나리, 율무뿌리, 수세미외, 민들레, 쑥, 복숭아나무 뿌리, 우렁이, 조개

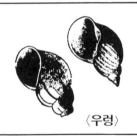

〈우렁〉

● 증상

담즙 속에 들어 있는 담즙 색소가 다량으로 혈액 속에 함유하게 됨으로써 피부나 점막 등이 노랗게 물드는 상태를 황달이라고 한다.

● 치료

◇ 더위지기를 달여 1일 15그램 가량을 3회에 나누어 복용한다.

◇ 미나리 생즙이나 삶은 즙을 1일 3회 1공기씩 마시면 유효하다.

◇ 율무 뿌리 달인 물을 차 대신 자주 마시면 매우 효과가 있다.

◇ 수세미외 씨를 볶아서 만든 가루를 1회 2돈중씩 하루 3회씩 물로 복용하면 유효하다.

◇ 민들레 전초를 짓찧어서 즙을 내어 하루 15~20그램씩 복용하면 유효하다. (각기수종·자궁병·천식·거담·식중독 등에도 높은 효과가 있다.)

◇ 사철쑥을 달여 1일 15~20그램을 마셔도 특효하다.

◇ 복숭아나무 뿌리 한 줌을 3홉의 물로 진하게 달여 공복에 수시로 마시면 매우 효과가 있다.

◇ 우렁이를 깨끗이 씻어 좋은 술에 담갔다가 하루가 지난 다음 헝겊으로 즙을 짜서 1일 3회씩 마시면 유효하다.

◇ 바지락 조개를 많이 삶아 먹으면 효과가 있다.

◇ 돼지담즙 1개분을 매일 물로 마시면 낫는다.

◇ 닭을 삶아서 탕을 마신다.

◇ 대가리를 잘라버린 붕어 1마리에 사향 3푼을 넣고 으깨어 배꼽에 붙이면 효과가 있다.

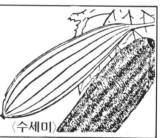

8. 복통 (腹痛)

● **좋은식품** ⇨ 사과, 매실, 레몬, 엿기름, 쑥, 파, 수세미외

〈수세미〉

● 증상

배앓이는 배를 차게 하거나 변비·설사·식중독·충수염 따위가 원인이 되어 일어나게 된다.

가벼운 통증으로부터 심한 복통 등 통증의 차이는 여러가지이다. 그 통증이 일어난 시기, 계속 중의 상태, 아픈 곳이나 또는 중심점, 성질

(쑤시는 듯한 통증, 둔탁한 통증) 심한 정도 등을 파악해두는 것이 중요하다.

● 치료

◇ 사과를 갈아서 하루 반 개 가량 먹는다.

◇ 매실이나 레몬 등을 먹어도 좋다.

◇ 쌀로 죽을 쑤어 먹는다.

◇ 엿기름을 달여 마신다. (체했을 때)

◇ 쑥으로 생즙을 내서 마신다.

◇ 작약 5돈중, 감초 3돈중을 2홉의 물로 반이 되도록 달여 마시면 심한 복통에도 잘 듣는다.

◇ 파를 3센티 정도로 썰어서 기름에 데친 다음, 헝겊에 싸서 배를 찜질하면 통증이 멎는다.

◇ 후추탕에 흑설탕을 넣고 잘 저어서 마시면 유효하다.

◇ 수세미외로 만든 재를 술에 복용하면 낫는다.

◇ 쌀로 흰 죽을 쑤어 먹어도 좋다.

9. 토혈 (吐血)

● **좋은식품** ⇨ 다시마, 연근, 검은콩, 마늘, 무화과, 부추, 사과, 자두꽃, 무우, 계란, 우엉, 구기자, 복숭아, 도라지

〈연〉

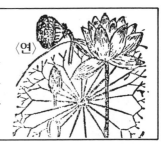

● 증상

위(胃)로부터의 출혈을 말하는데 위 속에 있는 음식물은 물론, 위액까지 수반하여 다량의 검은 피를 토하게 된다. 안정을 하면서 위국부(胃局部)를 차갑게 해주어야 한다는 것은 이미 상식에 속하는 일이지만, 토혈에는 무엇보다도 필요한 조치는 수혈이다.

● 치료

◇ 다시마 달인 즙을 마시면 유효하다.

◇ 연근 즙을 1술잔씩 마시면 유효하다.

◇ 검은 콩을 진하게 달여 마신다.

◇ 마늘을 굽거나 생으로, 또는 달여 먹으면 매우 효과가 있다.

◇ 무화과를 날로 먹는다.

◇ 땡감(미숙한 감(柑)) 즙으로 입을 헹구든가, 물로 묽게 하여 마셔도 유효하다.

◇ 부추에 소금을 넣고 익혀서 먹는다.

◇ 사과를 갈아서 숟갈로 떠먹는다.

◇ 찹쌀밥을 뭉쳐 뒷통수에 붙이면 즉효하다.

◇ 자두꽃으로 즙을 내어 마시면 효과가 있다.

◇ 무우를 굴에 찍어 먹으면 효과가 있다.

◇ 오징어뼈 가루를 2돈씩 미음으로 복용한다.

◇ 달걀 흰자위 3개를 생지황즙에 타서 마신다.

◇ 우엉생즙을 술잔으로 1공기를 마시면 속효하다.

◇ 구기자 전초를 열매와 함께 진하게 달여 마신다.

◇ 행인 40개를 쇳(鐵) 물에 달여서 하루 3회씩 마시면 즉효하다.

◇ 감꽃을 태워서 가루를 만들어 백비탕으로 복용한다.

◇ 도라지 뿌리를 볶아서 마른 가루를 1회 3돈씩 찹쌀 뜨물로 복용하면 낫는다.

◇ 정가뿌리로 생즙을 내어 반공기 가량 마시든가 또는 마른 이삭으로 가루를 만들어 생지황 즙에 1회 2돈중씩 타서 마셔도 효과가 있다.

10. 구토(嘔吐)

● **좋은식품** ⇨ 귤, 사과, 소다, 남천
초, 매화꽃, 매실, 부추, 쑥, 녹두,
곶감, 팥, 뱀장어

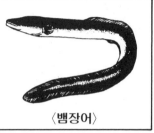

〈뱀장어〉

● 증상

충수염(맹장염)・식중독・위염 따위 이외에도 심리적인 불쾌감에서
구토증이 일어나는 경우가 있다. 이것은 일종의 거절반응인 것이다.

● 치료

◇ 귤이나 사과 즙을 천천히 마신다.

◇ 중조(重曹＝소다)나 우유(설탕을 약간 가미)를 먹는다.

◇ 남천초 잎이나 열매 2~3개를 씹어 그 즙을 삼키면 유효하다.

◇ 그늘에 말린 매화꽃을 가루를 내어 복용하면 심한 구토증이 즉시
멎는다.

◇ 좁쌀가루로 새알 정도의 크기로 환을 지어 초에 담갔다가 7개를
먹으면 즉효(곽란으로 인한 구토에 특히 유효).

◇ 매실「엑기스」를 조금 마시면 위염이나 식중독에 의한 구토증에
유효하다.

◇ 부추 생즙 1공기에 생강즙을 약간 넣어 마시면 특효하다.

◇ 쑥잎을 짓짛어 생강즙으로 먹으면 낫는다.

◇ 녹두가루를 계란 흰자위로 개어 발바닥에 붙이면 즉효하다.

◇ 곶감을 밥에 쪄서 매일 먹으면 낫는다.

◇ 백겨자가루를 꿀로 환을 지어 공복에 복용한다.

◇ 팥 삶은 즙을 마시면 즉효하다.

◇ 뱀장어를 구워 먹으면 유효하다.

◇ 꼭지가 붙어 있는 곶감 3개를 짓짛어 술로 먹으면 신효하다.

11. 입냄새 (口臭)

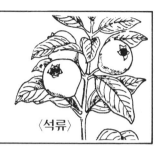

● 좋은식품 ⇨ 차잎, 남천촉, 석류, 솔잎, 구기자 뿌리, 이질풀, 천궁

〈석류〉

● 증상

충치·치조농루(齒槽膿漏)·축농증·위염 따위 이외에도 일반적으로는 잘 알려져 있지 않은 장(腸)의 이상발효에 의한 입냄새와(이 경우는 소화효소제가 유효하다.) 선천적인 구취증도 있다.

● 치료

◇ 차잎(茶葉)을 생으로 조금씩 씹으면 냄새가 안난다.

◇ 마늘이나 부추를 먹어서 나는 냄새에는 남천촉(南天燭)의 잎을 달여 마신다.

◇ 석류열매나 잎의 즙으로 하루 3~4회 입을 헹군다.

◇ 솔잎 대여섯개를 씹어도 유효하다.

◇ 구기자 뿌리의 껍질을 적당히 달여 그 즙으로 입을 헹궈내면 유효하다.

◇ 대체로 엽록소가 짙은 잎을 씹으면 입냄새가 가시는 효과가 있다. 엽록소에는 탈취(脫臭) 작용을 하는 힘이 있다는 것을 최근의 연구에 의해 알게 됐다.

◇ 대나무껍질을 흑소하여 가루를 만들어 그 가루로 양치질을 하면 치석도 제거되면서 입냄새도 없어진다.

◇ 입안이 허는 데는 이질풀 한줌을 3홉의 물로 반이 되게 달여 이 즙으로 양치질을 하면 속효하다.

◇ 입가가 헐었을 때는 「범의귀」를 구워 가루를 내어 참기름에 개어 바르면 매우 효과가 있다.

◇위장병 때문에 입냄새가 날 때는 「천궁」을 잘게 썰어 입 안에 넣고 있으면 효과가 있다.

12. 치질(痔疾)

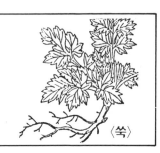

〈쑥〉

● **좋은식품** ➪ 무화과, 쑥, 곶감

● 증상

치질이라는 것은 항문 주위에 일어난 병의 총칭인데, 자각증상으로서는 가벼운 통증이나 이물감(異物感)같은 것 뿐이지만, 통증이 특히 심해지는 경우가 있다. 이것은 치핵이 염증을 이르키든가, 내치핵이 항문 밖으로 삐져나와 조여지기 때문에 일어나는 통증이다.

● 치료

◇무화과열매를 하루 3~4개 먹으면 효과가 있다. 잎이나 열매에서 나오는 하얀 즙을 탈지면에 묻혀 환부에 바른다.

◇급성으로 출혈이 심할 때에는 머리털을 깨끗히 씻어 태운 다음 가루를 만들어 참기름에 개서 환부에 바르면 유효하다.

◇치핵에는 무화과나무 액즙을 항문에 문질러 바르면 여러번 바르는 사이에 참을 수 없을 정도로 가려운데 이것이 낫는 증조이다.

◇치질충혈에는 말린 쑥잎 20그램과 말린 새앙잎 10그램을 함께 물로 달여서 세번에 나누어 하루에 마신다.

◇치질로 하혈할 때는 곶감을 태워 가루로 하여 1회 2돈씩 물로 복용하면 유효하다.

13. 담석증 (膽石症)

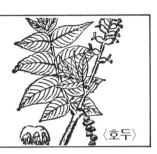

〈호두〉

● **좋은식품** ⇨ 무우, 참외, 매실, 대추, 무화과, 호두

● 증상

지방질 음식물, 특히 동물성 지방을 먹었을 때는 담즙(膽汁)의 분비량이 늘어나게되므로 이때 밀려서 흘러나오는 돌이 담관(膽管)에 걸려, 오른쪽 윗가슴으로부터 등 가운데에 이르기까지 「통증의 왕」으로 불리울 정도의 격렬한 통증을 일으키게 된다.

● 치료

◇ 무우생채와 참외를 매일 먹으면 좋다.

◇ 건매실 큰 것 1개에 생강즙을 넣고 녹차(綠茶) 달인 물을 500c.c. 가량 마시면 통증이 가라앉는다.

◇ 개자(芥子)를 갈아서 통증이 있는 곳에 찜질을 하면 통증을 멈출 수가 있다.

◇ 잘 익은 대추를 밥에 쪄서 말렸다가 1일 10~20개씩 물로 달여 마시면 유효하다.

◇ 무화과 열매를 먹어도 효과가 있다.

◇ 호두 1되를 현미로 쑨 죽 1되에 혼합하여 3~4회로 나누어 하루에 먹으면 즉시 낫는다.

◇ 잉어의 이빨 1홉을 가루로 하여 셋으로 나누어 1일 3회 술에 타서 마신다.

14. 위암(胃癌)

● **좋은식품** ⇨ 율무, 마름, 번향초, 두릎뿌리, 잉어, 순채, 가지, 산두근

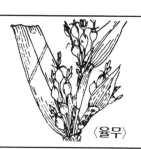

〈율무〉

● 증상

위암 치료에 가장 중요한 것은 초기 발견이다. 그런데 곤란하게도 위암 특유의 증상을 현재로서는 분명하게 잡아 낼 수가 없다는 것이다. 갑자기 체중이 준다는가 식사량이 준다든가 음식물에 대한 기호가 변한다든가 하는 수가 있다. 하지만, 이런 일은 위염의 경우에서도 흔히 볼 수 있는 증상이다. 가슴이 메스꺼워지면서 토하거나 통증을 느끼게 되면 병상이 비교적 진행된 것으로 보아도 좋을 것이다.

● 치료

◇ 율무는 사마귀를 떼는 약인데, 소량의 감초와 함께 달여서 마시면 효과가 있다.

◇ 마름(전초) 한 줌을 500c.c.의 물로 반으로 양이 줄을 때까지 달여서 여러번으로 나누어 하루에 다 마신다. 2~3개월 계속 복용하면 효과가 나타난다. 마름 열매를 1회에 10개 가량을 달여 마셔도 효과는 같다.

◇ 그늘에 말린 번향초(蕃香草) 한 줌을 2홉의 물로 달여 마시면 위장이 튼튼해지며, 또 위암을 예방해 준다.

◇ 등나무 줄기에 생긴 혹과 두릎나무 뿌리 적당량을 함께 달여 복용한다.

◇ 청주(淸酒) 1되를 무쇠솥에 붓고 끓인 다음, 1자 가량의 잉어 1마리를 산채로 넣고 자주 뒤적거리면서 약한 불로 6시간 가량 졸여서 잉어찜을 만든다. 이것을 하루 세 번씩 1주일에 다 먹는다.

◇ 순채(蓴菜)를 약탕관에 넣고 약 5배의 물로 달여 반량으로 졸인 다음, 반잔 정도씩 데워 2시간마다 마신다.

◇ 가지꼭지나 산두근(山豆根) 뿌리를 달여 계속 복용하면 유효하다.

15. 위산과다증 (胃酸過多症)

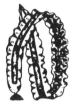

● **좋은식품** ⇨ 다시마, 무우, 가다랭이, 사과, 귤, 레몬, 결명자, 이질풀

〈다시마〉

● 증상

위산과다 상태란 위산이 지나치게 분비돼 있는 것을 말한다.

이 병에서 특히 현저한 자각증상은 가슴이 타는 듯이 쓰리고 아프다. 가슴이 쓰리면서 타는 듯한 느낌이 들며 위 언저리가 기분이 좋지 않다. 그런가 하면 때때로 시큼한 물이 올라오기도 하며 트림도 난다. 위에 통증이 있는 수도 있다.

● 치료

◇ 다시마를 씹고 있으면 가슴 쓰린 것이 가라앉는다.

◇ 무우즙에 소금이나 간장을 넣고 끓인 녹차를 부은 다음, 2~3공기 마신다.

◇ 말린 가다랭이를 씹을 때 생긴 침(唾液)을 삼키면 효과가 있다.

◇ 검정 깨소금을 뿌린 주먹밥을 한 입에 백번 정도 씹어 먹으면 효과가 있다. 깨와 소금이 위산의 과잉을 중화시켜 위액 분비를 억제하는 효과가 있기 때문이다. 주먹밥에 쓰는 쌀은 현미가 더욱 좋다.

◇ 사과·귤·레몬·오렌지 따위의 즙을 식후에 마시면 좋다. 과즙에 함유된 신맛이 위산분비를 억제해주기 때문이다.

◇ 결명자(決明子)와 이질풀을 각 5돈중씩 4홉의 물로 3홉이 될 때까지 달여서 차(茶)대신 자주 마신다. 중증(重症)인 경우에도 계속 복용하면 효과가 있다. 이 때 결명자는 진하게 다린다. 가벼운 경우에는 결명자만 달여 마셔도 된다. 재탕, 삼탕을 해서 차 대신으로 마셔도 좋다.

16. 위통 (胃痛)

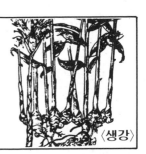

● **좋은식품** ⇨ 생강, 돼지쓸개, 쑥, 녹두, 조개

〈생강〉

● 증상

위의 통증은 여러가지 병에 의해서 일어나게 되므로 이것을 고치기 위해서는 그 원인이 되는 본병을 가려내어 그에 적합한 치료를 해야만 한다.

● 치료

◇ 생강을 돼지 순대 속에 넣어서 삶아 먹으면 효과가 있다.

◇ 돼지 쓸개 1개에 향부자(香附子) 3돈중을 넣고 태워 가루를 만들어 두 번에 나누어 물로 마신다.

◇ 쑥 잎을 넣고 달인 탕으로 목욕을 하면 유효하다.

◇ 녹두알 21개, 후추알 14개를 함께 갈아 백비탕(百沸湯)에 타서 마시면 즉효하다.

◇ 굴조개 껍데기를 태워 가루를 만들어 물로 복용한다.

17. 간염 (肝炎)

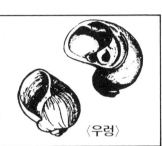

● **좋은식품** ⇨ 감초, 약쑥, 칡뿌리, 가막조개, 우렁, 사철쑥, 대황

〈우렁〉

● 증상

◇ 황달을 수반하는 간장에서 가장 많은 것은 급성간염이다.

우선 열이 나는 수가 많다. 기운이 없으며, 몸이 나른하고, 식욕이 떨어지고, 구토증이나 복통이 일어난다. 이런 증상이 2~3일 가량 계속된 다음에 갑자기 피부와 눈이 노래지며 오줌 빛깔도 진해진다. 이 때 간장도 약간 부어 올라서 늑골 밑을 누르면 아프다.

● 치료

◇ 감초를 진하게 달여 마시면 해독작용을 하므로 효과가 있다.

◇ 말린 약쑥의 잎과 줄기를 삶아서 10~20 그램씩 복용한다. 몸이 가려울 때는 사철쑥 삶은 물에 적신 수건으로 닦아내면 시원하게 멈춘다.

◇ 더위지기풀을 달여서 하루 15그램 가량씩 복용하면 특효하다.

◇ 거여목(일명 개자리라고도 함)을 날로 먹든가 나물을 무쳐 먹는다.

◇ 칡뿌리 달인 물을 차 대신 자주 마시면 효과가 있다.

◇ 가막조개(黑蛤) 1되를 물 1되에 넣고 1시간 쯤 삶은 후 조개는 꺼내고 다시 달여 3홉 가량으로 졸여 소금이나 간장으로 간을 맞춰 1일 3회로 나누어 마신다.

◇ 가막조개 껍질을 가루를 내어 하루 3회에 1돈씩 복용한다.

◇ 논우렁이 껍질을 물로 달여 하루 세번 1회에 반공기씩 마시면 효과가 있다.

◇사철쑥 4돈과 대황 1돈을 3홉의 물로 2홉이 되게 달여 복용하면 특효하다.

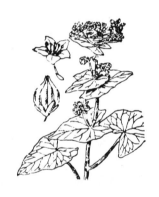

제4장

이비인후과 질환

1. 귀울림 (耳鳴)

● **좋은식품** ⇨ 범의귀, 산수유, 겨자

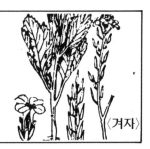
〈겨자〉

● 증상

외이도(外耳道)에 이물(異物)이 있을 때 이관염(耳管炎)·중이염(中耳炎)·직업성 난청(難聽)·메니엘 증후군(症候群)같은 질병이 있을 경우에 나타나는 것이나, 동맥경화증·빈혈·갱년기장해 등에도 수반되어 일어나는 일이 있다. 동시에 현기가 따르게 되는 수가 많다.

● 치료

◇ 범위귀 생잎 3~4매를 깨끗히 씻어 물기를 없앤 다음, 소금을 약간 넣고 짓찧어 그 즙을 몇 방울 귓속에 떨구고 솜으로 귀를 막아둔다. 1일 1회씩 매일 계속하면 매우 효과가 있다.

◇ 산수유씨를 말려서 계속 달여 마시면 유효하다.

◇ 귀가 갑자기 들리지 않았을 때는 겨자가루를 젖에 개어 솜에 싸서 귓속에 넣으면 낫는다.

◇ 귀 안에 벌레가 들어갔을 때는 담배연기를 귀 안에 불어 넣으면 벌레가 나온다.

2. 만성비염 (慢性鼻炎)

● **좋은식품** ⇨ 연뿌리, 아주까리씨

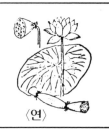
〈연〉

● 증상

만성비염은 코의 점막(粘膜)에 일어나는 만성염증으로 점액성분비 (粘液性分泌)가 있든가, 한 걸음 나아가 농성(膿性)의 분비가 있든가 한다. 비공이 좁아지고, 호흡이 곤란해지고, 잠을 잘 때 코를 잘 골게 된다. 두통이 일어나는가 하면 기억력은 감퇴하고 주의력도 산만해진 다.

● 치료

◇ 식염수(食鹽水)를 사용하여 세정(코로 들여마셨다가 입으로 내보 낸다)을 매일 계속하면 염증이 가라앉게 된다.

◇ 추운 계절에는 미지근한 물로 세정한다.

◇ 생 연뿌리를 강판에 갈아 즙을 내어 매일 밤 취침 전에 두 세번씩 넣어도 유효하다.

◇ 아주까리씨를 껍질을 벗겨서 짓찧어 솜에 싸서 콧속에 넣는다.

---

3. 편도염 (扁桃炎)

● **좋은식품** ⇨ 사과, 파, 오얏, 알로 에, 벌집, 우엉, 버섯, 아주까리, 도 라지, 잇꽃, 겨자

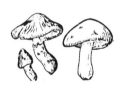

〈버섯〉

● 증상

급성편도염은 세균의 감염에 의해 편도가 염증을 이르키는 병으로 감기가 걸렸을 때 잘 일어나게 된다.

목에 통증이 있게 마련인데, 특히 무엇을 삼킬 때 통증을 느끼게 된 다. 일반적으로 편도가 벌겋게 부어오르며, 노란 농점(膿點)을 보게 되는 수도 있다. 열이 나는 수가 많고 특히 아이들에게는 고열이 나게 된다.

68

● 치료

◇ 진한 식염수로 1일 3회 가량 양치질을 한다. 습관성이 있는 사람은 매일 계속하면 효과적이다.

◇ 사과즙을 마시면 부은 것이 가라앉게 된다.

◇ 파 흰뿌리를 반으로 쪼개어 안쪽이 목의 피부에 닿도록 하여, 3~4쪽을 목에 붙인 후에 붕대를 감아주면 부기가 빠지면서 통증도 멎게 된다.

◇ 오얏(자도)씨 알맹이(李仁)를 쪄서 씹어 먹으면 효과가 있다.

◇ 알로에 잎을 강판에 갈아 목에 붙인다.

◇ 벌집을 태워 가루를 내어 1회 1돈씩 목 안에 불어 넣으면서 또 복용도 한다.

◇ 우엉씨 6그램을 볶아 감초 6그램과 함께 3홉의 물로 반량이 되게 달여 조금씩 마시면 유효하다.

◇ 버섯을 가루로 하여 목구멍에 불어 놓으면 낫는다.

◇ 껍질을 벗긴 아주까리씨 1알과 박초 1돈을 함께 짓찧어 2~3일간 계속 먹는다.

◇ 말린 도라지뿌리 1.5돈, 행인(살구씨 알맹이) 3개, 감초 5푼을 물 1홉으로 달여 하루 2~3회에 나누어 마시면 매우 효과가 있다.

◇ 잇 생즙 1잔을 마시면 즉효하다.

◇ 겨자가루를 물에 개어 목에 붙이면 유효하다.

4. 목소리가 쉬는데

● **좋은식품**⇨ 무우, 연근, 소염맥
운동뿌리, 괄태충, 검정콩, 도라지

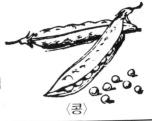

〈콩〉

● 증상

목소리가 쉬는 것은 성대(聲帶)의 이상으로 일어나게 되는데, 후두의 질병(인후염·포리브비후(肥厚)·출혈·결핵·매독·암 등)에 의한 것과 외상·성대마비 등에 의해서 일어나는 것이 있다. 심해지면 발성곤란이 된다.

● 치료
◇ 순무로 생즙을 내어 마시면 유효하다.
◇ 연근 생즙에 설탕을 넣어 반 공기 가량 마신다.
◇ 소염맥운동뿌리를 달여 마시면 목소리가 잘 나오게 된다.
◇ 괄태충(括胎蟲)을 산채로 설탕에 싸서 삼키면 매우 유효하다.
◇ 검정콩을 달여서 즙을 낸 다음 얼음설탕을 넣어서 마시면 즉효하다.
◇ 도라지를 1일량으로 4~6그램 가량을 달여 마신다.
◇ 생쌀을 물에 불궈서 그냥 씹어 먹으면 효력이 나타난다.

5. 인후염 (咽喉炎)
〈우엉〉
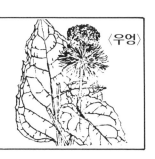

● **좋은식품** ⇨ 우엉씨, 쑥, 행인, 미나리, 고추잠자리

● 증상
한냉한 공기나 자극성 있는 「가스」같은 것에 의해서 인두(咽頭)부분에 염증을 일으키는 것을 후두염이라고 한다.
인두염은 인두부가 아프고, 점막이 벌겋게 부어 오르고, 가래가 많아지고, 작열감(灼熱感)을 느끼게 된다. 만성이 되면 항상 인두부에 건조감(乾燥感)이나 이물감(異物感)을 느끼게 되고, 근질근질하고, 마른 기침이나 헛기침을 하게 된다. 또 성대(聲帶)도 벌겋게 부어올라 아파지고 목소리는 쉬어 버리든가, 전혀 나오지 않게 되는 수가 있다.

● 치료

◇식염을 약 100배의 물에 타서 1시간에 3~4회씩 양치질을 하면 효과가 있다. 또 그 식염수를 끓일 때 생기는 증기(蒸氣)를 들이마셔도 유효하다.

◇뜨거운 차에 소금을 넣고 그 차로 양치질을 하면 효과가 있다.

◇우엉씨 2~3그램을 1회양으로 하여 달여서 마시면 유효하다.

◇생쑥을 짓찧어서 식초에 개어 목에 붙이고 붕대로 감아두면 낫는다.

◇행인을 바싹 볶아서 만든 가루 3푼중에 계피가루 1푼중을 섞어 침(타액)으로 삼킨다.

◇생 미나리 2근으로 즙을 내어 꿀 3~4숟갈을 넣어 고약처럼 졸여서 1회 1숟갈씩 물로 복용하면 낫는다.

◇고추잠자리 3~4마리를 흑소한 후 가루를 만들어 목구멍에 바르면 모르는 사이에 낫는다.

6. 축농증(蓄膿症)

● 좋은식품 ⇨ 삼백초, 수세미 덩굴, 마늘

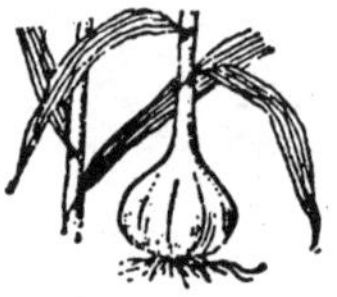

〈마늘〉

● 증상

진한 코가 많이 나오고 코가 막히든가 두통이 나든가·정신을 집중할 수 없게 되든가 한다. 급성인 경우는 이러한 증상이 일정기간 계속된다. 만성인 경우는 급성처럼 심한 증상은 없으나 항상 머리가 무겁고, 개운치가 않으며, 코가 막히는 일이 많으면서 때로는 심한 악취가 난다. 기억력·사고력 같은 것도 감퇴한다.

● 치료

◇ 멸(삼백초) 20그램을 3홉의 물로 반절이 될 때까지 달여 1일 3회 공복에 마시는 한편, 생잎 4~5매를 으깨어 약간의 소금을 넣고 둥글게 만들어 양쪽 콧속에 번갈아 집어 넣고 30분~1시간 후에 코를 풀면 고름 같은 콧물이 나온다. 이것을 하루 2~3회씩, 1~2주간 계속하면 고름이 깨끗하게 싹 빠지게 된다.

◇ 차(茶)에 소금을 약간 넣고 「스포이드」를 사용하여 비공을 씻어 내면 효과가 있다.

◇ 수세미외 덩굴을 잘게 썰어서 볶은 다음 가루를 만들어 1회 1돈씩 술에 타서 마시면 효과가 있다.

◇ 조기의 뇌골 20개를 태워 가루를 내어 매 식후에 5푼중씩 술에 타서 마시면 유효하다.

◇ 마늘을 짓찧어서 양쪽 발바닥 중심에 붙이면 효과가 있다. (코피를 멈추게 할 때도 유효)

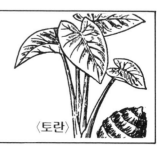

7. 중이염 (中耳炎)

● 좋은식품 ⇨ 참기름, 아주까리기름, 범의귀, 무우, 꿀, 토란, 행인

〈토란〉

● 증상

급성중이염은 귓속이 아프고, 귀울림이나 귀가 막혀버린 듯한 감이 들면서 발열한다. 특히 아이들의 경우에는 고열이 난다. 만성이 되면 악취가 매우 심한 고름이 끊임없이 나오는 「귀앓이」가 되어 낫기 어려워진다.

● 치료

◇ 참기름, 또는 아주까리기름을 면봉(綿棒)에 묻혀 1일 2~3회씩 귓속에 바르면 유효하다.

◇ 범위귀 잎을 깨끗히 씻어 소금을 조금 넣고 짓찧어, 그 즙을 솜에 적셔서 귓속에 넣어 준다. 급성중이염에 잘 듣는다.

◇ 무우즙을 면봉에 적셔 귓속에 밀어 넣은 다음, 솜은 그대로 귓속에 놔두고 봉(막대)만 살짝 빼낸다. (1일 2~3회)

◇ 꿀을 1일 2~3회 귓속에 발라준다. 발라주기 전에 탈지면으로 귓속을 깨끗이 닦아주는 것을 잊지 말아야 한다.

◇ 토란을 강판에 갈아 같은 양의 밀가루에 섞은 다음 10분의 1가량의 생강을 다져 넣고 함께 반죽을 하여 귓속에 넣으면 효과가 있다.

◇ 진피와 등심(한약) 각 1돈을 태워서 가루를 만들어 귓속에 붙어 넣으면 유효하다.

◇ 행인을 짓찧어 탈지면에 싸서 1일 3회 귓속에 갈아 넣는다.

◇ 잉어 뇌수를 계피가루에 개어 탈지면에 발라서 귓속에 넣는다.

◇ 조기의 두중석(頭中石＝대가리속에 있는 단단한 반달형 뼈)을 가루를 내어 귓속에 붙어 넣는다.

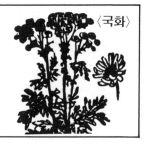

〈국화〉

8. 코피(鼻血)

● 좋은식품 ⇨ 부추, 국화, 백반, 무우, 호도, 마늘

● 증상

코허리(鼻柱)를 얻어맞든가, 흥분을 하든가 하면 코에서 피가 나오게 되는 수가 있는데, 이것은 비중융(鼻中隔)의 전단(前端)에 있는 혈관이 터지기 때문이다. 이처럼 일시적으로 나오는 코피는 걱정할 일이

못되지만, 몇 번씩이나 출혈이 거듭되는 경우에는 콧속에 종양(腫瘍)이 생겼든가, 고혈압이나 동맥경화·혈우병(血友病)·자반병(紫斑病)·백혈병(白血病)·괴혈병(壞血病) 따위의 혈관이나 혈액의 질환, 간경변(肝硬變), 비장(脾臟)질환 같은 것이 우려되므로 원인을 조사해 볼 필요가 있다.

● 치료

◇부추 생즙 1공기 가량을 뜨겁게 해서 마시고, 잎을 잘 비벼서 콧구멍을 막든가, 또는 즙을 내어 몇 방울 콧속에 떨구면 비출혈이 멎는다.

◇국화잎으로 낸 즙을 콧속에 넣어도 유효하다.

◇백반 녹인 물을 솜에 적셔서 콧구멍을 막으면 유효하다.

◇무우즙 반잔에 술을 약간 넣어 뜨겁게 해서 마시고 식혀서 콧구멍에도 2~3방울 넣는다.

◇찹쌀로 지은 밥을 뭉쳐서 뒤통수에 붙이면 멎는다.

◇호두를 짓찧어 얇은 종이에 싸서 콧속에 넣는다.

◇마늘을 짓찧어서 발바닥에 붙이면 멎는다.

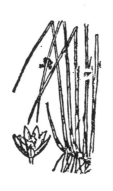

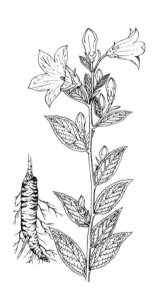

제5장

호흡기 질환

1. 가래

● **좋은식품** ⇨ 우엉, 수세미, 행인, 도라지, 생강, 배, 무우

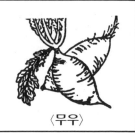

〈무우〉

● 치료

◇ 우엉뿌리를 생즙을 내어 마시면 가래가 목에 걸려 있을 때 효과가 있다.

◇ 수세미 줄기에서 받은 물을 마시면 유효하다.

◇ 행인(살구씨의 알맹이) 5～6개를 가루로 하여 물로 마시면 가래가 끓는 데 효과가 있다. 달여 마셔도 좋다.

◇ 달걀 노른자위 3개를 아이 오줌에 타서 한번에 마신다.

◇ 도라지를 하루에 2그램 가량 달여 마신다.

◇ 하국꽃을 말려서 물로 달여 마시면 효과가 있다.

◇ 도라지 뿌리 20그램, 양귀비 열매, 껍질 15그램을 물 4홉으로 반이 되게 달여서 8회로 나누어 하루에 마시면 낫는다.

◇ 배즙과 무우즙 각 반홉을 혼합한 다음 생강즙 4～5숟갈을 넣어 1회에 마시면 유효하다.

2. 폐결핵 (肺結核)

● **좋은식품** ⇨ 생강, 마늘, 마, 알로에, 구기자 뿌리, 뱀장어, 은행, 무우, 백합, 율무

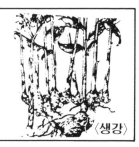

〈생강〉

● 증상

후두(喉頭)·기관지·폐 등, 호흡기는 비교적 결핵균이 침범하기 쉬운 곳인데, 폐가 침해를 당하면 호흡기 이외로도 병이 옮겨지는 경우가 많으며 옛날에는 아주 무서워 하던 병이다. 환자의 가래나 침 속에 포함되어 있는 균에 의해 감염이 된다.

기침·가래·미열(微熱)·잠잘 때의 식은 땀·야위고 숨가쁨·피로 따위의 증상이 나타나지만, 초기에는 자각증상이 전혀 없는 수도 있으므로 정기진단에 의한 초기발견이 필요하다.

● 치료

◇ 새앙즙 반 숟갈(차숟갈)씩을 하루 4~5회 마시면 효과가 있다.

◇ 꿀물에 마늘을 담가 놓고 때때로 먹으면 원기가 난다.

◇ 마(山芋)를 구워 먹으면 강장의 효과가 있어 유익하다.

◇ 알로에 3cm가량을 갈아서 즙을 내어 마신다.

◇ 구기자 뿌리의 껍질을 1일량으로 10~15그램 가량 달여 마시면 강장에 효과가 있다.

◇ 뱀장어의 피와 담즙을 함께 섞어 마시면 효과가 있다.

◇ 은행 알을 호마유(胡麻油)에 1개월간 담갔다가 하루에 3개씩 잘 씹어 먹는다.

◇ 머우와 백합(百合)을 같은 비율로 섞어서 가루를 내어 꿀로 환을 지어 복용하면 효과가 있다.

◇ 율무쌀을 맷돌에 대충 타서 죽을 쑤어 자주 먹으면 효과가 있다.

3. 기관지 천식(氣管支 喘息)

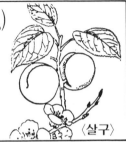

● **좋은식품**⇨감국, 명아주, 알로에, 부들, 마, 옥수수 기름, 뽕나무 껍질, 질경이, 쑥, 복숭아, 살구, 호박

〈살구〉

● 증상

옛날부터 아주 무서워하던, 잘 낫지 않는 병인데, 숨이 막혀 괴로운 발작성 호흡곤란(發作性呼吸困難)이다.

갑자기 발작적인 기침이 나고 숨을 내쉬기가 괴로우며, 손톱은 자색(紫色)으로 변색하고 땀이 약간 나면서 손발이 차가워진다.

● 치료

◇ 감국(甘菊) 잎이나 줄기로 된장찌개나 국을 끓여 먹는다.

◇ 감국뿌리를 그늘에 말려서 차대용으로 달여 마시면 묘효(妙效)하다.

◇ 명아주 전초를 말린 다음 물로 달여서 마시면 유효하다.

◇ 알로에 잎을 강판에 갈아 즙을 내어 1잔(작은 술잔) 가량 마신다.

◇ 말린 부들 잎을 가루로 만들어 2돈중씩 미음에 타서 마시면 효과가 있다.

◇ 마 생즙과 사탕수수 즙 각 반공기씩을 함께 끓여서 마시면 즉시 효과가 난다.

◇ 말린 참외꼭지 7개를 가루로 만든 다음 참외꼭지를 달인 즙에 타서 복용하면 즉시 토하면서 낫는다.

◇ 달걀을 아이 오줌에 3~4일 담가 두었다가 삶아 먹으면 유효하다.

◇ 옥수 수기름 한 숟갈을 매일 1회~2회 복용하면 낫는다.

◇ 뽕나무껍질을 달여 그 즙 10그램을 1일 2~3회에 나누어 마신다.

◇ 질경이와 쑥을 2대 1의 비율로 하여 약간의 감초를 넣고 달여 차 대신 자주 마시면 효과가 있다.

◇ 행인과 도인 각 반량을 피첨(皮尖)을 떼어 버리고 볶아 가루를 만들어 물에 개어서 밀가루로 환을 지어 1회 1돈씩 새강탕이나 꿀탕으로 복용한다.

◇ 늙은 호박 1개를 위만 약간 잘라 낸 다음 숟갈로 속을 깨끗이 파내고 그 속에 보리엿이나 수수엿을 가득 채워 넣고 동지때까지 차가운 곳

에 두었다가 솥에 넣고 푹 쪄서 조금씩 수시로 떠 먹으면 극히 효과가 있다.

4. 감기

● **좋은식품** ⇨ 매실, 유자, 삼백초, 말오줌나무, 범의귀, 오징어, 파, 메밀, 밀감

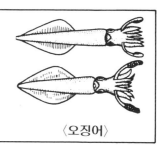

〈오징어〉

● 증상

대표적인 전신병(全身病)의 하나인데, 우선 코가 근지러워지며, 목이 아프든가 붓는다. 증상이 진행되면 열이 나고 머리가 아프며 기침이 나고 몸이 나른해지든가 한다. 대개는 온몸의 근육이 아파지게 마련이다.

● 치료

◇ 오매(烏梅) 2개를 태워 가루를 내어 같은 양의 생강즙을 붓고 약간의 간장을 넣은 다음 뜨거운 물을 부어 한번에 마시고 잠을 자고 나면 땀이 쭉 흘러나오면서 감기가 낫게 된다.

◇ 초 1잔(작은 잔) 가량에 설탕을 조금 넣고 끓는 물을 부어 한 번에 마신다.

◇ 유자를 껍질채로 즙을 내어 설탕을 조금 넣고 끓는 물을 부어 마신다.

◇ 달걀술(卵酒)을 만들어 마시면 유효하다. 달걀 노른자위 1개를 작은 냄비에 넣고 설탕 약간을 가미하고 청주 1컵을 서서히 부은 다음, 냄비를 끓는 물에 담고 주걱으로 잘 젓는다.

◇ 뜨끈뜨끈한 콩나물국이나 칼국수, 또는 우동에 고추가루를 넣고 땀을 흘리면서 먹고 나면 가벼운 감기는 즉시 낫는다.

◇ 말린 감국꽃(노란 꽃이 좋다) 10그램 가량을 물로 달여 마신다. 꽃이 없을 때는 뿌리를 쓴다.

◇ 말린 삼백초잎 한 줌 가량을 물로 달여 따뜻할 때 마신다. 삼백초 잎으로 낸 즙에 새앙즙과 설탕을 넣어 마신다.

◇ 말린 꽈리나무 뿌리 8~15그램 가량을 달여 마시면 열이 내리는 효과가 있다.

◇ 접골목(말오줌나무) 꽃을 그늘에 말려, 달여 마시면 발한작용을 촉진시키는 효과가 있다.

◇ 말린 범의귀 잎 20그램을 달여 마시면 유효하다.

◇ 오징어를 잘게 찢어, 잘게 썰은 파와 함께 끓은 물에 넣어 그 탕을 마시면 유효하다.

◇ 붉은 겉메밀 2돈중에 흰 파뿌리 3개를 넣고 달여 마신 다음 땀을 내면 유효하다.

◇ 흰 파뿌리 7~8개에 검은 콩 3숟갈을 넣고 달여 마시면 유효하다.

◇ 전피(귤껍질 말린 것) 5~10그램을 약간의 흑설탕과 함께 찻 종지 에 넣고 끓는 물을 부은 다음 찻종지 뚜껑을 10분 정도 덮었다가 한번 에 마신다.

5. 기관지염(氣管支炎)

● **좋은식품** ⇨ 연근, 무우, 감자, 구기자, 매실, 송진

〈구기자〉

● 증상

감기나 유행성 감기가 원인으로 기관지 내부에 바이러스나 세균이 번식하여 점막(粘膜)을 해치는 병이다. 37도 이상의 열이 나며, 목 안 이 근질근질하면서 기침이나 가래가 나오지만, 타진(打診)이나 청진

(廳診)때는 호흡소리가 약간 거칠게 들릴 뿐, 이렇다 할 이상은 보이지 않는다. 가래는 처음에는 엷으나 만성이 되면 짙어진다.

● 치료

　◇ 연근(연뿌리)을 썰어서 달여 마시면 기침이 멎는다.

　◇ 무우를 칼로 둥글게 썰어 수수엿이나 욱수수엿에 넣어두면 물엿이 되는데, 여기에 끓은 물을 부어서 마신다.

　◇ 감자를 넣고 된장국을 끓여 뜨거울 때 먹으면 기침을 멈추게 한다.

　◇ 구기(拘杞)잎을 달여 마시면 열이 내린다.

　◇ 매실(梅實)씨를 굽든가, 생으로 씹어 먹으면 유효하다.

　◇ 송진(松津)을 내복용 알콜에 녹여 물을 적당히 부어서 1일 2~3회 마시면 유효하다.

6. 폐염(肺炎)

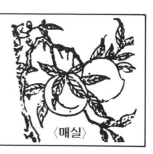

〈매실〉

● 좋은식품 ⇨ 매실, 황벽나무, 닭의 피

● 증상

　기관지 끝에 있는 폐포(肺胞)가「바이러스」곰팡이류, 기타 각종 세균류의 침해를 받을 때 발생하는 병이다.

　중증일 때는 기침·가래·피가래(血痰)가 나오며 높은 열에 가슴이 아프고 숨쉬기가 괴로워진다. 식욕이 없어지고 안색도 나빠지며 호흡수가 늘어난다. 심하지 않은 기침과 가래, 발열 정도의 가벼운 증상인 것도 있다.

82

● 치료

◇ 매실주(梅實酒)를 가제나 수건에 적셔 흉폐부(胸肺部)와 목에 찜질하면 기침이나 목 아픈 것을 가라앉힐 수 있으며 또 치료에도 도움이 된다.

◇ 황벽나무의 내피(內皮)를 가루로 하여 하루에 6~9그램을 복용하면 효과가 있다.

◇ 닭의 생피를 마시면 효과가 있다.

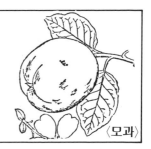

7. 기침이 날 때

● **좋은식품** ⇨ 표고버섯, 마, 생강, 모우, 구기자, 남천촉, 복숭아, 질경이, 모과

〈모과〉

● 치료

◇ 표고버섯을 달인 즙에 꿀이나 설탕을 조금 가미하여 마신다.

◇ 마로 생즙을 내어 설탕을 가미하고 끓는 물을 부은 다음 뜨거울 때 마시면 효과가 있다.

◇ 생강즙에 꿀이나 설탕을 가미하고 끓인 물을 부어 마신다.

◇ 순무로 즙을 내어 얼음사탕을 온수로 녹혀서 섞어 마시든가 순무즙을 그대로 마신다.

◇ 달걀 1개를 깨서 공기에 넣고 생강즙과 설탕 또는 꿀을 가미해서 온수를 부어 따뜻할 때 마신다.

◇ 꿀을 매일 조금씩 빨아 먹으면 유효하다.

◇ 구기 뿌리의 껍질을 1일 10그램씩 달여 마시면 유효하다.

◇ 남천촉 열매 10알 가량을 500c.c.의 물로 3분지 2양이 되게 달여 마시면 효과가 있다.

◇ 식초를 10배의 물에 타서 마시면 효과가 있다. 평소에 초가 들어

간 음식을 많이 먹는다.

　◇ 복숭아 껍질에 흑설탕 약간량을 넣고 짓찧어 백비탕(白沸湯)으로 복용하면 유효하다.

　◇ 질경이 씨 5그램 가량을 물로 달여 마시면 낫는다.

　◇ 후추가루를 1회에 반돈씩 하루 3회 생강즙에 타서 마신다.

　◇ 돼지고기를 삶아 먹는다.

　◇ 흰 숫닭 1마리를 술로 고아 탕과 고기를 다 먹는다.

　◇ 꿀을 물에 타서 매일 차 대신 마시면 낫는다.

　◇ 마른 모과나 생모과를 달여 꿀을 약간 타서 자주 마시면 낫는다.

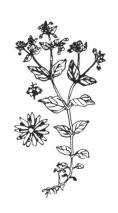

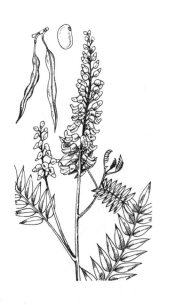

제6장

부인과 질환

1. 자궁암 (子宮癌)

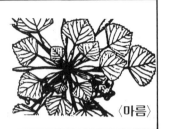

● **좋은식품** ⇨ 등나무의 혹, 잉어 비늘, 마름

〈마름〉

● 증상

초기에는 거의 고통이 없다가 조직이 무너지기 시작하면서 출혈과 대하가 있게 된다. 부정출혈은 성교 직후에 있는 일이 많으므로 주의를 요한다. 대하(帶下)는 처음에는 얼마 되지 않은 소량이나 점점 양이 많아지면서 피나 고름이 섞이거나 악취를 풍기게 된다. 병세가 진행되면 아랫배가 아파진다.

● 치료

◇ 등나무에 생기는 혹을 깎아서 물로 달려 마시면 유효하다.
◇ 잉어 비늘을 흑소하여 1회 1~2그램씩 복용한다.
◇ 마름을 1회 10개씩 달여 마신다.

2. 냉증 (冷症)

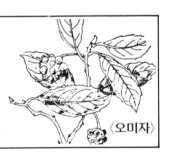

● **좋은식품** ⇨ 분디, 오수유, 계란, 부추, 굴, 비듬, 오미자, 구기자, 쑥

〈오미자〉

● 증상

냉증이란 추위를 탄다는 것과는 다르다. 몸의 일부, 특히 손·발·허리 등이 항상 얼음처럼 차갑거나 차갑게 느껴지는 것을 말한다. 그

런 사람은 밤에 잠자리에 들어서도 몸은 곧 따뜻해지지만, 허리만은
언제까지나 차갑다.

● 치료

◇ 부인의 음부냉증(陰部冷症)에는 분디와 오수유를 같은 비율로,
함께 가루로 하여 꿀에 개어 솜에 싸서 질 속에 넣는다.

◇ 달걀을 쑥잎과 함께 삶아서 까먹으면 유효하다.

◇ 부추로 나물을 무쳐 먹든가 국을 끓여 먹으면 몸이 더워진다.

◇ 마른 굴과 건강 각 1냥중씩을 함께 가루를 내어 1돈씩 3회 술에 타
서 마신다.

◇ 비듬 뿌리를 짓찧어 붙이면 유효하다.

◇ 초에 재를 넣어 자주 문지르면 유효하다.

◇ 오미자 4냥중으로 가루를 낸 다음 된장을 약간 넣고 짓이겨서 질
내에 넣으면 효과가 있다.

◇ 구기자 잎을 달여 차 대신 마신다.

◇ 그늘에 말린 쑥을 한 줌 가량 500c.c.의 물로 반량이 되게 달여 그것
을 1일량으로 하여 3~4회에 나누어 마신다.

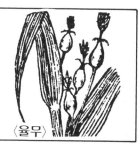

3. 월경불순(月經不順)

● 좋은식품 ⇨ 부추, 미나리, 율무
뿌리, 우엉, 수세미, 향부자 뿌리

〈율무〉

● 증상

월경의 주기는 30일형이 보통이나 28일에 36일 사이라면 정상이라고
할 수 있다. 월경불순은 월경 주기가 극단적으로 짧든가(2~3주간), 40
일 이상이 되는 경우를 말한다. 짧은 경우를 빈발(頻發) 월경, 긴 경우

를 희발(稀發) 월경이라 한다.

월경 주기가 짧든, 길든 아무 탈없이 언제나 일정한 경우는 병적인 것은 아니다. 평소에는 3～4일 차이는 있는 것이며, 특히 초조기(初潮期)나 폐경기(閉經期), 수유중(授乳中)에는 불규칙한 수가 많다.

● 치료

◇ 부추 생즙 1공기에 어린아이 오줌 반 공기를 타서 뜨겁게 데워 마시면 극히 효과가 있다.

◇ 말린 미나리 1냥중을 물로 반량이 되게 달여 마시면 효과가 있다.

◇ 율무 뿌리 1냥중을 물에 달여 마신다. 4～5회 계속해서 마시면 묘하게 효과가 있다.

◇ 우엉 잎을 술에 담가 4～5일 두었다가 그 술을 1일 3회 1잔씩 복용하면 통경이 된다.

◇ 말린 수세미 외를 구워 가루를 만들어 한 번에 3돈씩 하루 3회 술에 타서 마시면 효과가 있다.

◇ 향부자(香附子) 뿌리의 껍질을 벗겨서 달여 마시면 유효하다. (1회 3～10돈중)

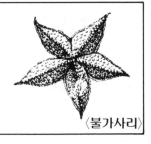

4. 불임증(不妊症)

● **좋은식품** ⇨ 계지복령환, 당귀작
약산, 온경탕

〈불가사리〉

● 증상

결혼 후 2년이 지나서도 임신을 못하는 경우를 불임이라고 한다. 원인이 남성, 여성 중 어느 한 쪽에만 있는 경우도 있고 양쪽 모두에게 있는 경우도 있다.

 남성측의 경우는 정액(精液) 속에 정자가 없거나(무정자증) 있어도 극히 적거나 (준 무정자), 성기의 기형이나 변형, 발육부전 또는 당뇨병 같은 내분비 이상 같은 것이 원인이 되는 조루나 발기불능의 경우도 있다.

 여성 측의 경우는 성기의 이상이나 성기능 이상에 의한 성교장애, 난소기능부전에 의한 무월경이나 무배란월경, 난관이 막혀있는 난관폐쇄, 자궁후굴이나 자궁종, 자궁내막염 따위의 자궁의 이상을 들 수 있다.

● 치료

 ◇ 계지복령환을 월경 이상·난소염·자궁내막염 따위의 증상이 있을 때 쓴다.

 ◇ 당귀작약산을 피로해지기 쉽고 빈혈 기미가 있는 사람에게 쓴다.

 ◇ 온경탕(溫經湯)은 월경이 불순한 사람에게 유효하다.

5. 월경곤란증 (月經困難症)

● 좋은식품 ⇨ 소철 열매, 계란껍질, 겨자

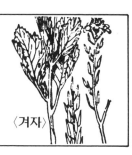

〈겨자〉

● 증상

 월경곤란증이란 하복통이나 요통 따위의 월경통이 일상생활에 지장을 줄 정도로 심해진 경우를 말한다. 원인으로는 자궁외구협착·자궁발육부전·자궁전굴·난소기능부전 따위의 성기 이상, 자궁내막증·자궁근종 등의 질병, 과로·신경과민 따위의 신경에 의한 것 등이다.

● 치료

◇ 완숙한 소철 열매를 완전히 건조한 후, 썰어서 400c.c.의 물에 1개분을 넣고 물이 반량으로 줄을 때까지 달여(이것을 1일량으로 한다) 수회에 나누어 마신다.

◇ 달걀껍질을 가루로 하여 복용하면 유효하다.

◇ 월경시의 요통에는 겨자가루를 물에 개어 바르면 낫는다.

6. 자궁내막염(子宮內膜炎)

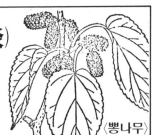

● **좋은식품** ⇨ 곤약, 무우청, 질경이, 삼백초, 뽕나무 뿌리, 사프란, 인삼, 석류꽃

〈뽕나무〉

● 증상

자궁내막염은 자궁내막이 성교나, 출산 후, 유산 후, 월경중의 비위생적인 처리로 말미암아 화농성 세균이 침입, 감염되어 일어난다.

하복부에 불쾌감이나 통증이 있으면서 고름이나 점액이 섞인 희(白)든가 누른(黃) 빛(色)을 띤 탁(膜) 한 액체(液體=帶下)가 흘러나온다. 때로는 피가 섞여 나오는 수도 있다.

● 치료

◇ 곤약을 뜨겁게 끓여 헝겊에 싸서 하복부에 찜질을 한다.

◇ 무우 시래기를 삶은 탕으로 요탕(腰湯=허리 아래만 담그는 것)을 하면 효과가 있다.

◇ 그늘에 말린 질경이와 멸(삼백초)을 각 한 줌씩 500c.c.의 물로 절반이 되게 달여 3회에 나누어 마신다.

◇ 뽕나무 뿌리를 달여 마시면 효과가 있다.

◇ 사프란 암술 40~50본을 헝겊 주머니에 넣고 끓는 물을 부어 그 탕(湯)을 1일 3회 복용한다.

◇인삼을 많이 먹어도 유효하다.

◇석류꽃을 달인 즙을 마시고 그 즙으로 음부를 씻는다.

7. 습관성 유산(習慣性流産)

● **좋은식품** ⇨ 잉어, 녹각, 계란, 생강

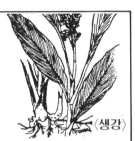

〈생강〉

● 증상

가장 많은 3개월 중에는 하지가 어딘지 모르게 찍어 눌리는 듯한 느낌이 들면서 출혈이 있고, 수일 안으로 허리가 아파지면서 유산을 한다. 태아가 완전히 나오면 출혈은 수일 안으로 멎게 되지만 난자가 조금이라도 남아 있으면 언제까지라도 출혈은 계속된다. 출혈을 하는 동안에 세균에 감염되어 난막, 태반등이 염증을 일으킬 위험이 있으므로 주의를 요한다.

● 치료

◇유산을 했을 때는 잉어 1마리와 현미 1되에 된장을 넣고 죽을 쑤어 먹는다.(1일 1회씩)

◇낙태로 심한 하혈에는 녹각을 태워 가루로 하여 콩자반 즙으로 1회 1돈씩 1일 2회 물로 복용하면 유효하다.

◇사태불하(死胎不下)는 달걀 노른자위 1개를 생강즙 1홉에 섞어 마신다.

8. 유선염(乳線炎)

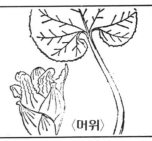

● **좋은식품** ⇨ 자두, 머위, 수선 뿌리, 귤껍질, 감초

〈머위〉

● 증상

화농성 유선염의 경우는 유방의 일부가 단단하게 부으면서 아프다. 염증을 일으키고 있는 부분에 열이 있으며 피부가 벌개진다. 심해지면 화농하고 전신적으로도 피로해지며 식욕부진·복통 등을 볼 수 있다. 정체성 표유선염의 경우는 유방이 부으면서 피부가 벌개진다. 유선이 단단해지면서 아프기는 하지만 화농하지는 않는다. 때로는 열이 나서 38도 정도까지 올라간다.

● 치료

◇ 자두(오얏)씨 알맹이를 짓이개어 환부에 붙인다.

◇ 밀가루를 초로 반죽하여 문종이에 발라서 환부에 붙이면 열이 내리고 응어리도 풀린다.

◇ 머위잎을 불에 쪼여 부드럽게 해서 환부에 붙이되, 마르면 갈아붙인다. 화농된 곳에 붙이면 고름을 잘 빨아낸다.

◇ 수선 구근을 강판에 갈아 헝겊에 발라서 붙이면 초기일 경우에는 즉시 낫는다.

◇ 귤피 1냥, 감초 1돈을 3홉의 물로 달여 마신다.

9. 대하증 (帶下症)

● **좋은식품** ⇨ 삼씨, 석류꽃, 호장근, 연씨, 마타리 뿌리, 벌집, 후추, 찹쌀

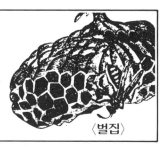

〈벌집〉

● 증상

여성의 성기에서는 항상 분비물이 나와서 성기를 촉촉히 축이고 있는데, 어떤 원인에 의해 그 분비물의 양이 늘거나 성질이 변화하여 질구로부터 흘러나오는 수가 있다. 이것을 대하라 한다.

경강한 사람도 월경 전후의 2~3일 간은 대하가 비치게 되지만, 이것은 생리적인 것이기 때문에 걱정할 필요는 없다. 또 임신한 경우에 나오는 대하도 무색이나 백색인 때에는 걱정하지 않아도 된다.

● 치료

◇ 삼씨 한 줌 가량을 500c.c.의 물로 3분의 2양이 되게 달여 1일 2~3회 복용한다.

◇ 그늘에 말린 석류꽃을 목욕탕에 넣어 목욕을 하면 효과가 있다.

◇ 호장근(虎狀根＝간질대 뿌리)을 삶아 그 즙으로 감주를 만들어 먹으면 유효하다.

◇ 겉껍질을 깐 연씨를 달여 마신다.

◇ 마타리 뿌리 8그램을 물로 달여 하루에 마시면 효과가 있다.

◇ 벌집을 볶아 가루를 내어 1회 5푼씩 더운 술로 복용한다.

◇ 찹쌀과 후추를 같은 비율로 가루를 내어 식초로 반죽을 한 다음 식초탕으로 해 먹으면 효험이 있다.

10. 불감증 (不感症)

● 좋은식품 ⇨ 구기자 뿌리

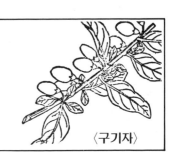

〈구기자〉

● 증상

일반적으로는 성교에 의해 당연히 일어나야 할 쾌감이 일어나지 않는 것을 말하고 있으나 정확히는 쾌감은 물론, 적령기에 이르렀어도 성욕이 일어나지 않는 사람도 포함된다.

원인에도 여성의 심신(心身) 발육, 특히 부인과 기관(婦人科器管) 내분비 신경계의 발육불완전·남성의 성기능 미숙·양자(兩子)의 성지식 부족 및 성격 불일치·임신에 대한 공포·당뇨병 같은 전신적인 병 등이 있다. 그렇지만 일반적으로는 기대 과잉, 즉 손바닥을 뒤집듯이 쉽게 완전한 만족을 얻을 수 있을 것으로 생각해 왔던 단순한 기분이 하나의 이유가 된다.

● 치료

◇ 구기자 뿌리의 껍질 10그램 가량을 1일량으로 하여 물로 달여 마신다.

◇ 시호가룡골무회탕·가미소요산·억각산 어느 것이나 정신적인 이유에 의한 것으로 신경이 과민한 사람에게 쓰이는 처방이다.

피부과 질환

1. 무좀 (水蟲)

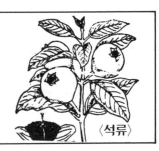

● **좋은식품** ⇨ 분겨, 석류, 후추, 오배자

〈석류〉

● 증상

백선균의 일종이 피부에 붙어서 기생하여 일어나는 완고한 피부병인데, 습기가 많은 여름철이 되면 많은 사람이 이 병으로 고생을 한다.

처음에는 좁쌀 같은 작은 물집이 모여서 생기는데, 좀 지나면 말라서 표면으로부터 피부가 떨어지게 된다. 몹시 가려워서 긁으면 피부가 헐게 된다.

● 치료

◇ 분겨(粉糠)기름을 바르면 매우 효과가 있다.

◇ 석류파피나 근피(根皮)를 달인 즙을 바르든가 뿌리를 짓찧어 그 즙을 바른다.

◇ 후추와 오배자를 같은 비율로 가루를 만들어 물에 개어 붙이면 특효약이 된다.

2. 동상 (凍傷)

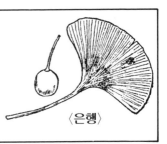

● **좋은식품** ⇨ 노랑하눌타리, 범의귀, 자주쓴풀, 번초, 생강, 콩, 감, 귤, 호박, 수세미, 은행잎

〈은행〉

● 증상

　동상은 차가운 공기가 피부에 닿게 될 때 그 부분의 혈관이 넓어진 채로 마비가 되면서 혈액이 굳어지게 됨으로써 일어나게 되는 것이다.

　처음에는 빈혈, 곧 이어서 충혈되어 자적색(紫赤色)이 되면서 (第 1 度) 마침내 물집(水疱)이 생긴다(第 2 度). 다시 한층 더 심해지면 피부가 뭉개져 버린다(第 3 度).

● 치료

　◇ 노랑하눌타리 씨를 흑소(黑燒＝뚜껑이 있는 질그릇에 넣고 그 질그릇을 불 속에 넣어 태운다)해서 참기름에 개어 바르면 유효하다.

　◇ 범의귀 잎으로 즙을 내어 바르면 효과가 있다.

　◇ 자주(紫朱)쓴풀을 진하게 달여 그 뜨거운 즙으로 환부를 찜질해 주면 매우 효과가 있다.

　◇ 번초(蕃草)를 물로 진하게 달여 그 즙을 환부에 자주 바르면 유효하다.

　◇ 생강을 달여 물에 담그면 효과가 있다.

　◇ 콩 1말 가량을 자루에 넣어서 추운 곳에 약 1~2시간 놓아 두었다가 그 콩자루 속에 손 발을 넣고 있으면 효과가 있다.

　◇ 감씨와 껍질을 불에 태워서 가루를 만들어 참기름에 개어 바르면 7일 이내에 낫는다.

　◇ 큰 귤 5~6개를 푹 삶은 열탕에 담그면 유효하다.

　◇ 호박을 썰어서 자주 문지르면 낫는다.

　◇ 늙은 수세미외를 말린 다음 가루를 만들어 돼지기름에 개어 바르면 유효하다.

　◇ 푸른 은행잎을 말린 다음 달여서 그 즙으로 찜질을 한다.

3. 완 선

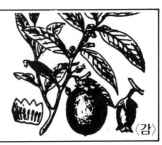

● **좋은식품** ⇨ 가다랭이, 감, 제비
꽃, 산거초, 할미꽃

〈감〉

● 증상

사춘기의 남성에게서 흔히 볼 수 있다. 백선균에 의한 감염이 원인
으로 사타구니나 엉덩이 같은, 피부가 잘 스치는 곳이나 분비물이 많
은 곳에 습진과 병합해서 일어난다. 계절적으로는, 발병하는 것이나
악화하는 것이나 여름에 많은 것 같다. 이것은 고온(高溫)다습(多濕)
하여 균이 번식(繁殖)하기 쉽고, 땀으로 음부(陰部)가 짓무르게 되기
때문이다.

처음에는 좁쌀 같은 조그마한 것이 생겨 마침내 언저리의 피부가 부
어 오르고 중심부가 빨개지면서 무척 가렵다. 이때 긁으면 언저리의
건강한 피부로 퍼져나간다.

● 치료

◇ 가다랭이를 쪄서 말린 다음, 가루를 내어 밥풀로 뭉개어 바르면
유효하다.

◇ 감씨를 짓찧어서 초에 개어 바르면 효과가 있다.

◇ 제비꽃 잎이나 줄기에 소금을 약간 넣고 짓찧어 붙인다.

◇ 산거초(괭이밥)잎을 짓찧어 붙인다.

◇ 일본 할미꽃(가는 할미꽃) 잎에서 생즙을 내어 바른다.

◇ 분겨 기름을 바르든가 담배를 울궈낸 물을 바르면 효과가 있다.

4. 탈모증 (脫毛症)

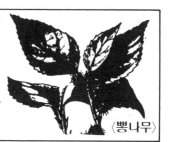
〈뽕나무〉

● **좋은식품** ⇨ 뽕나무 뿌리, 구기자 잎, 감국잎, 옥수수 기름

● 증상

두발(頭髮＝머리털)의 일부분이나 전부가 빠지는 것을 말한다. 나이를 먹은 탓으로 빠지는 것도 있으나 원인에 의한 것으로는 여러가지가 있다.

● 치료

◇ 뽕나무뿌리를 껍질을 벗겨내고 잘게 썰어 100c.c.의 물에 15그램 가량 넣고 반량이 되게 서서히 달여 그 즙을 모근에 문질러 바르면 탈모를 막을 수 있다.

◇ 구기(枸杞)생잎을 달인 즙으로 머리를 감으면 머리털이 빠지는 것을 멈추게 할 수 있다.

◇ 감국잎 달인 즙으로 머리를 자주 감으면서 모근(毛根)을 문지른다.

◇ 복숭아잎을 달여서 그 즙으로 머리를 감아도 효과가 있다.

◇ 매일 조석으로 옥수수기름 한 숟갈씩을 1, 2개월간 복용하면 머리카락 빠지는 것이 방지 될 뿐 아니라 머리털도 광택이 난다.

5. 암내 (液臭)

● **좋은식품** ⇨ 명반, 호도, 귤, 매실, 우렁

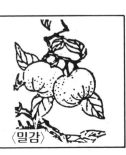

〈밀감〉

● 증상

겨드랑이에서 악취가 나는 것인데, 「아포그린」으로 불리우는 겨드랑이에 있는 한선(汗腺)의 분비가 활발해짐으로써 일어난다. 남·녀에게 다 있는 현상이나 여성에게 더 많다.

● 치료

◇ 명반을 태워 가루로 하여 자주 발라준다.

◇ 호두 속알맹이를 짓찧어 문질러 바른다.

◇ 엷은 먹물을 겨드랑이에 바른 다음, 마르는 즉시로 흑소한 귤가루나 매실가루를 잘 문질러 바르면 유효하다.

◇ 쇠기름에 백분(白粉)을 개어 바르면 즉효하다.

◇ 우렁이에 밀타승(한약)과 약간의 사향을 넣고 함께 짓찧어 떡처럼 뭉쳐서 겨드랑이에 붙이면 신효하다.

6. 기미 (肝斑)

● **좋은식품** ⇨ 율무, 감나무잎, 팥꽃, 오얏, 가지, 계란

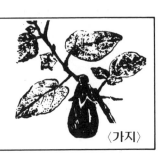

〈가지〉

● 증상

기미는 콩만한 크기로부터 손바닥만한 크기에 이르는 다갈색의 색소(色素) 반점으로 주위의 피부와 확실하게 구별할 수 있는 것과 구별하기 어려운 것이 있다.

아프지도 가렵지도 않은 것이 있는가 하면 조금 가려운 것도 있다. 사람에 따라서는 긁으면 비듬 같은 것이 떨어지기도 한다.

● 치료

◇ 율무쌀로 죽을 쑤어 매일 계속해서 먹으면 효과가 난다.

◇ 감나무잎을 달여 차 대신 매일 계속해서 마시면 유효하다.

◇ 팥꽃을 으깨어 자주 붙이면 없어진다.

◇ 덜 익은 오얏을 먹고 또 그것으로 피부를 자주 문질러 즙을 발라주면 유효하다.

◇ 생가지를 칼로 잘라서 수시로 문지르면 없어진다.

◇ 달걀 흰자위에 견우말(牽牛末＝나팔꽃씨 가루) 5푼을 넣고 잘 개어 밤에만 바른다.

---

7. 옴 (개선)

● 좋은식품 ⇨ 새우, 레몬, 멀구슬나무, 떡쑥, 고추, 여뀌, 복숭아, 도꼬마리, 쑥, 호도

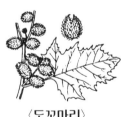

〈도꼬마리〉

● 증상

개선충이라는 아주 작은 충(蟲)이 피부 속으로 들어가 알을 낳고 번식함으로써 일어나는 피부병이다.

좁쌀만한 것이 도톨도톨하게 돋아서 몹시 가렵다. 때로는 물집이 잡히면서 곪는 것도 있다.

● 치료

◇ 새우 껍질을 달여 마시면 유효하다.

◇ 레몬을 썰어서 환부를 문지르면 가려운 것도 사라지고 마침내 낫게 된다.

◇ 백단(白檀＝멀구슬나무)잎을 짓찧어 즙을 내서 바르면 유효하다.

◇ 떡쑥 전초와 고추를 함께 태워 가루로 하여 참기름에 개어 바른다.

◇ 여뀌잎을 짓찧어 와세린에 개어 바르면 몹시 아프기도 하지만 빨리 낫는다.

◇ 복숭아 뿌리와 줄기를 짓찧어 즙을 내어 바르면 낫는다.

◇ 도꼬마리잎과 뿌리를 짓찧어 물을 붓고 고약처럼 진하게 졸여 바르면 낫는다.

◇ 돼지고기에 완화(芫花)를 같은 양으로 넣고 달여 먹으면 유효하다.

◇ 염소고기에 토복령(土茯苓) 2냥중과 은화(銀花) 1냥중을 함께 물로 끓여 먹으면 낫는다.

◇ 쑥을 식초에 달여서 그 탕으로 씻으면 즉시 효과가 있다.

◇ 호두를 짓찧어 약간의 석유와 수은(水銀) 3푼을 혼합해서 바르면 매우 효과가 있다.

8. 두드러기 (마진)

● **좋은식품** ⇨ 무우, 결명자, 사과, 호도, 우엉

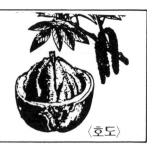
〈호도〉

● 증상

피부에 붉은 반점이 사방에 생겼다가 수시간만에 사라지는 것이 보

통이나 어떤 것은 1, 2일로부터 1주일까지 가는 것도 있다. 몹시 가려운 것이 특징이다.

● 치료

◇ 무우를 갈아 헝겊에 싸서 환부를 문질러 주면 낫는다.

◇ 결명자(초결명의 씨)를 달여 차 대신 마시면 정장작용을 하기 때문에 매우 효과가 있다.

◇ 사과초를 자주 바르면 즉시 낫는다. (버짐이나 농가진에도 유효)

◇ 호두의 청피(靑皮＝설익은 겉살)을 짓찧어 유황가루에 개어 바르면 낫는다.

◇ 우엉씨를 볶아 개구리밥을 등분하여 박하탕으로 1돈씩 조석으로 복용한다.

---

9. 피부가 틀 때

● 좋은식품 ⇨ 알로에, 유자, 수세미, 수박

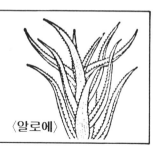

〈알로에〉

● 증상

특히 손·발의 피부가 차가운 공기나 지방질 부족으로 꺼칠 꺼칠하게 트는 일이 많으며, 심하게 되는 경우에는 피부가 갈라지기도 한다.

● 치료

◇ 알로에 잎에서 나오는 끈적 끈적한 액을 바른다.

◇ 유자를 짓찧어 하룻밤 술에 담가 두었다가 그 즙을 바른다.

◇ 수세미 줄기에서 나온 물을 바르면 유효하다.

◇ 수박 껍질을 말려서 가루를 만든 다음 참기름에 개어 바른다.

10. 땀띠

● **좋은식품** ⇨ 오이, 계란, 복숭아
잎, 수세미, 미나리

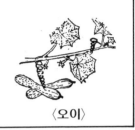

〈오이〉

● 증상

땀은 한선(汗腺)의 출구(出口)인 땀구멍(汗口)을 통해서 몸 밖으로
나오게 된다.

피부에 좁쌀처럼 조그만 빨간 것이 도톨 도톨하게 많이 생겨, 땀이
차면 톡톡 쏘면서 아프다. 시일이 좀 흐르면 물집으로 변하면서 몹시
가려워진다.

● 치료

◇ 오이를 썰어서 붙이면 가려움도 가라앉고, 1일 5~6회 가량, 1주
일간 계속하면 낫는 수가 많다.

◇ 달걀 흰자위를 발라 주어도 효과가 있다.

◇ 복숭아잎을 달여 그 즙으로 찜질을 하든가, 또는 그 즙을 탕에 섞
어 목욕을 하면 매우 유효하다.

◇ 수세미물을 발라도 효과가 있다.

◇ 미나리 생즙을 바르면 매우 효과가 있다.

◇ 오이덩굴에서 나오는 즙을 받아서 바르면 낫는다.

◇ 여러 날 물에 불인 좁쌀을 맷돌에 갈아서 옹기나 사기그릇 또는
유리그릇에 담아 두었다가 앙금 위에 생기는 맑은 물로 땀띠를 씻어주
면 말끔히 낫는다.

11. 버짐·백선

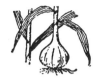

● **좋은식품** ⇨ 마늘, 계란, 차조기,
참밀

〈마늘〉

● 증상

버짐이나 백선이나 모두 백선균의 감염으로 일어난다. 얼굴에 생기
는 것을 버짐, 머리에 생기는 것을 백선이라 한다.

버짐은 둥근 회백색 반점을 만들면서, 퍼져나가 피부가 꺼칠 꺼칠해
진다. 가렵거나 아프지는 않지만 긁으면 비듬 같은 것이 떨어진다.

백선은 처음에 동전 크기로 머리가 빠진 뒤, 빠진 부분의 피부가 거
칠어지면서 생선 비늘 같은 것이 생긴다. 다소 가렵다.

● 치료

◇ 마늘 즙을 바른다.

◇ 달걀노른자위를 참기름에 개어 바른다.

◇ 차조기잎을 짓찧어 그 즙을 바르면 유효하다.

◇ 소뼈를 불에 구울 때 나오는 기름을 솜에 묻혀 환부에 문지른다.

◇ 버짐, 죽은깨에는 참기름과 계란 흰자위를 섞어 바르면 유효하
다.

◇ 마른 버짐에는 참밀을 다듬이돌처럼 편편한 돌 위에 펴놓고 넙적
한 돌을 불에 달구어 밀을 누르면 이때 기름이 나온다. 이 밀기름을 몇
번 발라주면 가신듯이 낫는다.

12. 여드름

● **좋은식품** ⇨ 삼백초, 범의귀, 복숭아꽃

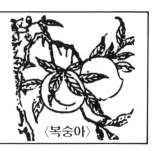

〈복숭아〉

● 증상

젊은 사람에게 많이 생기는 여드름은 모혈(毛穴)로부터 나오는 피지(皮脂)의 분비가 너무 많아 모공(毛孔)이 막혀 버려 더 나오지 못하고 응어리가 되어 굳어 버리든가, 또는 화농균이 들어가서 곪든가 해서 생기는 것이다.

얼굴·가슴·등 같은 곳에 생기기 쉬우며 처음에는 모혈에 피지와 각질(角質)이 막혀 노란 덩어리가 된다. 그것을 중심으로 언저리의 피부가 부어 오르면서 화농하여 고름이 나온 다음, 흉터가 남게 된다.

● 치료

◇ 멸(삼백초)을 달여 차 대신 매일 마신다.

◇ 범위귀를 짓찧어 그 즙을 마시고, 바르면 유효하다.

◇ 흰 복숭아꽃과 동아씨를 함께 짓찧어 붙이면 없어진다.

13. 사마귀 (黑子)

● **좋은식품** ⇨ 율무, 가지, 후박나무씨, 씀바귀, 토란

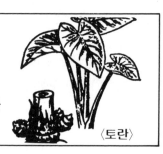

〈토란〉

● 증상

보통 사마귀는 손·발에 생기기 쉽고, 표면은 꺼칠꺼칠하며, 점점 수가 늘어나는 경향이 있으나 아프거나 가렵지는 않다. 내버려 두어도 저절로 낫는 수가 많다.

● 치료

◇ 율무쌀을 하루 10~15그램씩 달여 마신다.

◇ 가지를 강판에 갈아서 자주 바르든가, 가지꼭지로 자주 문지른다.

◇ 후박나무씨를 달여 그 즙을 자주 바르면 유효하다.

◇ 씀바귀에서 나오는 흰 액즙을 자주 바르면 떨어진다.

◇ 토란을 칼로 썰어 사마귀에 마찰을 계속하면 없어진다.

---

14. 습진 (濕疹)

● **좋은식품** ⇨ 노나무, 삼나무, 꿀, 생강, 쑥, 복숭아

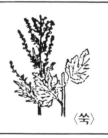
〈쑥〉

● 증상

처음에는 피부가 벌개지면서(發赤), 좁쌀 같은 것이 점점 많이 돋아나(丘疹), 작은 물집으로 변한다. 이때쯤에는 몹시 가려워지다. 마침내 물집이 터지면서 헐게 되어 진물이 나온다. 만성습진은 딱지가 떨어져도 곧 발적·구진을 되풀이하면서 좀처럼 낫지 않는 것이다.

● 치료

◇ 개오동나무(노나무) 잎을 달인 즙으로 환부를 습포하면 매유 효과가 있다.

◇ 삼나무 잎을 달여 환부를 자주 씻으면 낫는다.

◇ 꿀을 물에 타서 2~3회 바르면 신효하다.

◇ 생강을 썰어서 붙이면 효과가 있다.

◇ 떡쑥 전초와 고추를 함께 태워 가루를 만들어 참기름에 개어 바르면 낫는다.

◇ 복숭아잎을 짓찧어 즙을 내어 바르면 낫는다.

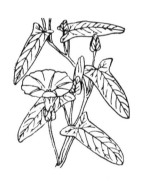

치과 · 구강 질환

1. 치조농루 (齒槽膿漏)

● **좋은식품** ⇨ 벌집, 범의귀잎, 호마, 삼백초

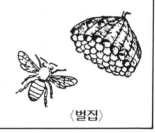

〈벌집〉

● 증상

충치·의치와 함께 치과의학의 중심이 되어 있는 병으로서 별칭, 치주위염(齒周圍炎)이라고도 한다.

이 언저리의 잇몸으로부터 치조골에 침해를 받아 고름이 나오고, 이가 들떠서 빠져버리게 되는 병이다.

입에서 냄새가 나고(口臭)·잇몸의 색깔이 비정상으로 변하고·누르면 고름이 나오고·이빨을 맨손으로 뽑아낼 수 있을 정도로 솟아올라서 흔들린다. 또, 과로할 때·스트레스 상태일 때에는 특이한 통증을 느끼게 되면서 잇몸으로부터 피가 나오는 일도 있다.

● 치료

◇ 벌집을 가루로 하여 조석으로 복용(1회 1돈)하면서, 이것으로 잇몸을 문지른다.

◇ 범위귀잎을 생으로 조그맣게 뭉쳐서 아픈 이에 물고 있으면 효과가 있다.

◇ 호마(胡麻) 1홉을 2홉의 물로 1홉이 되게 달여 그 즙으로 자주 입안을 헹궈낸다.

◇ 삼백초잎을 깨끗하게 씻은 후 소금물에 담갔다가 약간 으깨어서 취침 전에 잇몸과 볼 사이에 끼워 놓고 잔다.

2. 치통(齒痛)

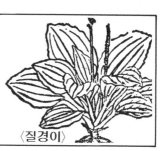

● **좋은식품** ⇨ 소금, 파, 무우, 매
실, 마, 검은콩, 박하, 질경이, 벌꽃,
국화, 삼지구엽초

〈질경이〉

● **치료**

◇ 소금을 아픈 이에 물고 있는다.

◇ 소금을 밥으로 반죽하여 문종이에 편 다음, 아픈 쪽 볼에 붙인다.

◇ 파 흰뿌리를 물고 있으면 통증이 가라앉게 된다.

◇ 무우를 강판에 갈아서 잇몸과 볼 사이에 넣는다.

◇ 매실을 흑소하여 아픈 이에 바르면 통증이 멎는다.

◇ 마를 강판에 갈아 고추가루를 약간 넣고 잘 혼합한 다음, 문종이
에 펴서 아픈쪽 볼에 붙인다.

◇ 검은 콩을 물로 삶아 그 즙을 입에 물고 있으면 통증이 가라앉는
다.

◇ 박하(영생이) 생잎을 손으로 잘 비벼서 아픈 이에 물고 있으면 효
과가 있다.

◇ 질경이 생잎에 소금을 약간 넣고 으깨어 아픈 이로 지긋이 물고
있으면 통증이 가라앉는다. (몇번 되풀이 한다.)

◇ 벌꽃 생잎을 물고 있어도 유효하다.

◇ 국화 생잎에 소금을 약간 넣고 짓찧어, 그 즙을 아픈 이와 그 언저
리 잇몸에 바르면 통증이 멎게 된다.

◇ 마른 삼지구엽초를 달여, 그 즙을 입에 물고 있으면 잇뿌리(齒根)
가 들떠서 흔들리는 치통에 유효하다.

3. 구내염 (口內炎)

● **좋은식품** ⇨ 다시마, 무우, 구기
자 뿌리, 율무, 석류뿌리

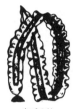

〈미역〉

● 증상

어느 것이나 입 속, 또는 입술 가장자리가 헤지든가 헐든가·뾰족히 솟아오르면서 곪든가 하는 것들로서 건드리면 몹시 통증을 느끼게 된다. 침(타액)이 많이 나오든가·입 안이 말라서 식사를 하기가 곤란해 지든가 하는 수도 있다. 이런 것은 스트레스 현상의 한 표현과도 같은 것이라고 말할 수 있다.

● 치료

◇ 다시마 흑소한 것을 가루로 하여 환부에 뿌려주면 낫는다.

◇ 무우즙을 입안에 물고 있으면 통증이 멎으면서 부기도 가라앉게 된다.

◇ 구기뿌리를 달인 즙으로 양치질을 계속하면 유효하다.

◇ 입에서 냄새(口臭)가 날 때 율무쌀 가루에 감초가루(甘草粉)를 섞어서 혓바닥에 바르면 효과가 있다.

◇ 옥시풀(과산화수소)을 물에 타서 엷게 입안을 자주 헹겨내면 유효하다.

◇ 백매(白梅)를 입에 물고 있으면 냄새가 없어진다.

◇ 석류나무 뿌리 껍질을 물로 달여 그 즙으로 양치질을 자주 하면 냄새가 없어진다.

4. 충치 (蟲齒)

● **좋은식품** ⇨ 가지장아치, 가지꼭지, 명반가루, 솔잎, 석류잎, 명아주잎, 벌집

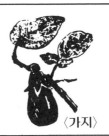

〈가지〉

● 증상

충치는 치조농루와 병행하여 구내(口內) 2대 질환중의 하나이다.

표면의 에나멜질이 침해를 당했을 때만 해도 아직 통증이 없기 때문에 의식하지 못하는 수가 있다. 그 아래 상아질(象牙質)까지 세균이 침입을 하게 되면 신경이 자극되므로 냉수나 더운 물을 머금었을 때 이빨이 시리게 느껴진다.

● 치료

◇ 묵은 가지장아치를 지긋이 물고 있는다.

◇ 흑소한 가지꼭지 가루를 아픈 이의 구멍 속에 넣어 주면 통증이 멎게 된다.

◇ 명반가루를 충치에 발라주면 통증이 가라앉게 된다.

◇ 솔잎을 흑소하여 아픈 이에 바르면 유효하다.

◇ 석류나무잎을 달여 그 즙으로 양치질을 하면 통증이 가라앉는다.

◇ 말린 명아주잎을 달여서 즙을 입에 물고 있으면 통증이 멎는다.

◇ 벌집을 물에 담가서 울궈낸 물로 자주 양치질을 한다.

5. 치수염 (齒髓炎)

● **좋은식품** ⇨ 곤약, 소금

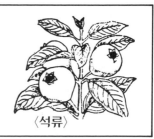

〈석류〉

● 증상

충치가 진행하여 치수(신경 · 혈관)까지 침해 당한 것을 치수염이라
한다.

치수가 지끈지끈 아프다. 밤, 취침 중에 통증이 일어나, 그 때문에
잠을 깨게 된다. 증상이 한층 진행되면 밤낮없이 통증은 계속된다. 이
런 때는 의사의 진단을 받아야 한다.

● 치료

◇ 한 줌 가량의 소금에 초를 부어 녹인 다음 이것을 아픈 이빨 쪽에
물고 있으면 잇몸이 조여들게 됨으로써 피고름이 나오고, 통증은 가라
앉게 된다.

◇ 곤약을 따뜻하게 해서 아픈쪽 볼에 대주면 통증이 가라앉는다.

6. 잇몸 (齒莖 · 齒肉) 에서
피가 날 때

● **좋은식품** ⇨ 레몬, 무우, 소금

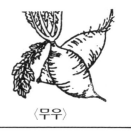

〈무우〉

● 치료

◇ 매일 레몬을 반 개씩, 1주일 간 계속해서 먹는다.

◇무우즙에 소금을 약간 넣고 양치질을 한다.
◇굵은 막소금으로 잇몸을 문질러 주면 유효하다.

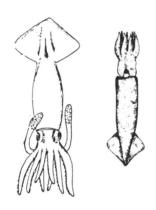

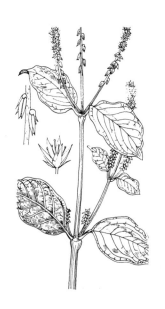

제 9 장

뇌·신경·대사 질환

1. 간질병

● **좋은식품** ⇨ 작약, 범의귀, 숫꿩, 웅담

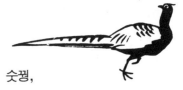

〈숫꿩〉

● 증상

뇌의 신경세포가 발작적, 병적으로 심한 경련을 일으키는 인사불성 (人事不省)이 되는 병이다.

대발작(大發作)·소발작·정신운동발작 등으로 나눌 수 있다. 전신 경련과 함께 정신을 잃고 쓰러지는 것이 대발작이다. 경련은 보통 1분 이내로 끝나지만 그 뒤에 잠에 빠지든가, 회복기에 흥분해서 돌아다니 든가 또는 난폭한 행동을 하는 일도 있다. 본인은 발작이 있었던 것을 전혀 모른다.

● 치료

◇ 말린 작약(芍藥)뿌리 8그램에 감초를 약간 넣고 500c.c.의 물로 반 량이 되게 달여 1일 3회로 나누어 마시면 효과가 있다.

◇ 범의귀 잎에 소금을 넣고 잘 주무른 다음 짜서 즙을 내어 발작이 일어났을 때 먹인다.

◇ 숫꿩(장끼)를 흑소하여 가루를 만들어 1회에 1순갈씩 백탕으로 복 용하면 효과가 있다.

◇ 간질 발작시에는 웅담(熊膽)을 물에 개어 2~3방울을 콧구멍에 떨 어뜨리면 효과가 있다.

2. 관절염(關節炎)

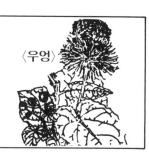

〈우엉〉

● **좋은식품** ⇨ 생강, 감, 고비, 복
어, 부들, 우엉

● 증상

만성관절염은 만성관절수종(慢性關節水腫)이라는 것이 있어 관절에
액체가 고여서 관절이 부어 오른다.

특수성 관절염은 결핵성인 것이 대표적인데 무릎과 다리관절을 해친
다. 가벼운 절름발이가 되면서 아프고, 발이 변형되며, 관절이 터져서
고름이 나오게 된다.

● 치료

◇ 생강탕으로 환부가 빨갛게 될 때까지 찜질을 한 다음, 우약(芋藥)
을 붙인다. 묵은 생강을 40그램 가량 강판에 갈아서 헝겊 주머니에 넣
어 900c.c.의 물로 달여 생강탕을 만든다. 이 생강탕에 수건을 적셔서 찜
질을 한다.

◇ 뼈골이 쑤시는 데는 떫지 않은 감물을 매일 1잔씩 마시면 유효하
다.

◇ 무릎 관절통에는 고비를 진하게 달여 마신다. 또는 그 즙으로 찜
질을 하든가 발라도 유효하다.

◇ 관절통에는 복쟁이를 흑소하여 1회 3~7그램씩 복용한다.

◇ 부들 꽃가루 8냥에 삶은 부자 1냥중을 넣고 함께 가루를 만들어 1
회 1돈씩 냉수로 마시면 유효하다.

◇ 생강을 짓찧어 아교에 개어 뜨겁게 붙인다.

◇ 3년 이상 묵은 주초(酒醋) 5되를 끓이다가 파대가리 5되를 썰어
넣고 다시 끓인 다음 파는 건져내고 그 즙에 헝겊을 적셔서 뜨겁게 찜

질을 하면 통증이 멎는다.

◇ 우엉씨 3냥 콩자반 1홉을 함께 볶아, 강활(한약) 1냥과 함께 갈아 가루를 내어 1회 2돈씩 백비탕으로 1일 3회 복용한다.

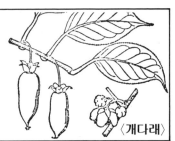

3. 통풍 (痛風)

● 좋은식품 ⇨ 수련, 개다래나무

〈개다래〉

● 증상

중년 남자로 비대한 편에 속하면서 고기나 생선 등의 육류(肉類)와 술 같은 알콜성 음료(飮料)를 좋아하는 사람에게 많은 병이다.

대개 발 1, 2지(趾)의 관절을 덮치는 격통(激痛)과 함께 발열을 한다. 때로는 전신적인 발열도 있으며 심한 때는 오한(惡寒)도 난다. 이러한 발작이 되풀이 되면 다리(足)·무릎·발꿈치에 혹이 돋게 되는 수도 있다.

● 치료

◇ 수련 뿌리를 달여 마시면 발작할 때 일어나는 통증도 곧 멎게 된다.

◇ 개다래나무 열매 10그램을 500c.c.의 물로 3분지 2 양으로 줄을 때까지 달여 1일 3~4회로 나누어 마시면 통증이 멎는다.

4. 각기 (脚氣)

● **좋은식품** ⇨ 옥수수 수염, 고사
리, 모과, 구기자, 우렁이, 자라, 검
은콩, 잉어

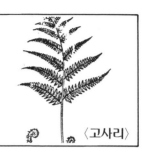

〈고사리〉

● 증상

각기는 흰쌀(白米)을 주식(主食)으로 하는 나라(國)에서 발생했기 때문에 옛날부터 식사와 관계가 깊은 것으로 주목되어 오던중, 쌀분겨(米粉糠) 속에서 「비타민 B₁」이 발견 됨으로서 상습적, 만성화 한 「비타민 B₁」 결핍증이라고 말하게 되었다. 그렇지만 요즈음에는 자율신경실조증(自律神經失調症) 같은 것으로부터 오는 경우도 의외로 많다는 것을 알게 되었다.

전신, 특히 다리에 힘이 없고, 무겁고 운동할 때 동계가 일어나고, 숨이 끓어질듯 하여 몹시 괴롭고, 손가락과 발가락이 부어 오르게 되는 것이 주된 증상이다.

● 치료

◇ 현미 10·팥2의 비율로 밥을 지어 먹으면 비타민 B₁을 많이 섭취할 수 있게 됨으로 치료가 효과적이다.

◇ 쌀분겨 고은 것을 볶아 1일 3회 물로 복용한다.

◇ 옥수수를 수염이 붙어 있는 채로 물로 달여 마시면 부기가 빠진다.

◇ 그늘에 말린 고사리를 태워 가루로 하여 초에 타서 마시면 유효하다.

◇ 모과를 달여 마시든가 썰어서 헝겊주머니에 넣어 밟고 있는다.

◇ 구기자 잎과 봉선화 잎을 함께 짓찧어 물로 달여 자주 마신다.

◇ 비파나무잎과 겨우살이잎을 같은 비율로 하여 술로 달여 마신다.

◇ 우렁이를 삶아서 계속 먹으면 효과가 있다.

◇ 1근 정도의 자라를 불에 구워서 마늘 5~6쪽을 썰어 넣고 요리를 만들어 먹으면 즉시 낫는다. 또 불에 졸여서 즙으로 마셔도 좋다.

◇ 물 5되에 검정 콩 1되를 삶은 다음 콩은 건져 내고 그 탕으로 찜질을 하면 효과가 있다.

◇ 볶은 분겨 가루로 환을 지어서 1회에 3그램 가량을 하루 세 번 복용하던가, 분겨를 넣고 끓인 된장국을 식사할 때 먹으면 효과가 매우 좋다.

◇ 팥 1홉과 잉어 한 마리를 함께 달여 하루에 먹는다.

---

5. 인포텐스

● 좋은식품 ⇨ 도라지, 삼지구엽초, 인삼, 구기자

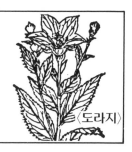

〈도라지〉

● 증상

이 병의 90%이상, 즉 거의 대부분은 심인성(心因性)인 것으로 생각되어진다. 그 밖의 원인으로는 당뇨병, 알콜중독 따위의 전신적인 병이 영향을 미치는 수가 많다.

성교는 성욕・발기(勃起)・음경삽입(陰莖揷入)・사정(射精)이라는 연속된 상태에서 이루어지는 것인데 이 중에 어떤 장애가 있어 성교가 불가능하게 되는 상태를 말한다.

● 치료

◇ 도라지 뿌리 5그램을 1일량으로 하여 500c.c.의 물로 3분지 2로 달여 3회로 나누어 마시면 유효하다.

◇ 삼지구엽초 말린 것 30그램을 500c.c.의 물로 3분지 2가 될 때까지

달여 1일 3회로 나누어 마시면 유효하다.

◇ 인삼 4그램을 물로 달여 1일 3회로 나누어 마시면 유효하다.

◇ 구기 뿌리 껍질을 말린 지골피(地骨皮)를 하룻밤 술에 담가 두었다가 구기주로서 마시면 효과가 있다.

6. 불면증(不眠症)

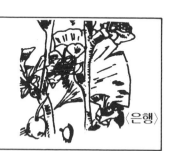

〈은행〉

● **좋은식품** ⇨ 매실, 은행, 감람

● 증상

정말로 자고 있지 않는 것인지, 또는 잘 수 없다고 생각해서 그러는 것인지, 그것이 문제인 것이다. 그렇지만 일반적으로 말해서 어떤 사람이든지 필요한 만큼은 자고 있는 것으로서, 다만 숙면감(熟眠感)이 없기 때문에 주관적인 불면인 경우가 많은 것 같다.

● 치료

◇ 씨를 빼낸 매실육(梅實肉) 1개를 찻잔에 넣고 끓은 물을 부어 취침 전에 마시면 효과가 있다.

◇ 은행알 2개를 짓찧어 물로 복용하면 즉효하다.

◇ 감람을 불에 구워 먹으면 낫는다.

7. 멀미가 날 때

● **좋은식품** ⇨ 생강, 매실, 솔잎, 남
천초, 송진, 밤

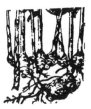

〈생강〉

● 증상

멀미는 「병이 아닌 병」의 대표이다. 멀미를 하는 사람중에는 금방 죽을 것처럼 괴로워하는 사람도 있다. 이런 사람은 일반적으로 자율신경이 과민한 사람인데, 심리적인 영향도 무시할 수는 없다. 그러므로 한 번 멀미를 하게 되면 그 다음부터는 걱정이 되어 멀미를 하기 쉽게 된다.

● 치료

◇ 생강을 갈아서 즙을 낸 다음 그 즙에 끓는 물을 부어 마시면 차 멀미나 배멀미에 유효하다.

◇ 오매(건매실)를 입속에 물고 있든가 레몬을 때때로 씹어도 멀미가 일어나지 안게 된다.

◇ 등자껍질과 소귀나무껍질(쪄서 말린 것)을 가루를 만들어 1회에 4g 가량 물로 복용하면 효과가 있다.

◇ 솔잎(적송 잎) 몇 본을 입에 넣고 씹어도 유효하다.

◇ 남천초잎을 씹어도 역시 효과적이다.

◇ 송진가루 2g 가량을 차타기 전에 복용하면 멀리를 방지할 수 있다.

◇ 생밤(生栗)을 많이 먹으면 효과가 있다.

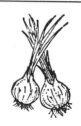

8. 노이로제

● **좋은식품**⇨ 양파, 오가피, 꿀, 창출

● 증상

보통 사람이라면 대범하게 보아 넘길 수 있는 일에도 민감하게 반응하여 불안감과 초조 등을 느끼는 한편, 두통, 현기, 동계(動悸)·변비·건망·불면·목에 무엇이 걸린 것 같은 느낌·피곤 등의 신체적 고통을 끊임없이 호소한다. 그러므로 자신으로서는 위나 심장계통의 질환일 것으로 생각하고 있는 경우일 때에도 실은 노이로제가 원인이 되어 있는 수가 많은 것이다.

● 치료

◇ 양파를 상식하면 유효하다.

◇ 꿀을 차숟갈로 셋 가량을 100c.c.의 더운 물에 타서 조석으로 매일 복용하면 유효하다.

◇ 오가피 38그램 가량을 물로 달여 1회에 마시면 효과가 있다.

◇ 매 식사 때마다 꿀을 반숟갈씩 장복해도 효과가 있다.

◇ 창출 8~30그램을 2홉의 물로 반량이 되도록 달여 3회에 나누어 마시면 효과가 있다.

126

9. 히스테리

● **좋은식품** ⇨ 꿀, 녹각

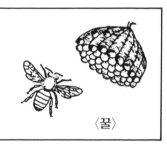
〈꿀〉

● 증상

신체적 증상과 정신적 증상이 있다. 두통・복통・요통 등의 각종 통증, 경련, 의식장애・시력・청각・발성 따위의 감각 이상으로부터 발열까지의 증상은 여러가지로 나타난다. 어떤 것이든 간에 그 원인은 심리적인 것이다.

● 치료

◇ 꿀을 조금씩 자주 먹으면 신기하게 효과가 있다.

◇ 녹각(鹿角)을 가루로 만들어 매회 2돈씩 술에 타서 마시면 매우 효과가 있다. 특히 부인에게 유효하다.

10. 신경통 (神經痛)

● **좋은식품** ⇨ 알로에, 말오줌나무, 홍람나무, 고구마, 생강, 알로에, 머루, 율무, 쑥

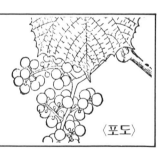
〈포도〉

● 증상

신경통은 우선 그 통증의 원인을 찾아내는 것이 중요하다. 신경 그 자체에 원인이 있는 수도 있지만, 그것보다는 달리 원인이 있는 경우 ─ 당뇨병, 알콜이나 납(鉛) 같은 것의 중독, 변형성척추염증 등에 걸

린 사람한테 많은 것이다.

통증은 발작적으로 매우 심한 것인데, 가라앉으면 씻은듯이 낫는다.

● 치료

◇ 알로에 잎을 짓찧어 헝겊에 두텁게 발라 아픈 곳에 붙인다.

◇ 접골목(말오줌나무)와 자금우(紫金牛) 각 한 줌씩을 900c.c.의 물로 달여 그 탕에 수건을 적셔 환부에 찜질한다.

◇ 홍람나무(紅藍花酒＝잇꽃으로 빚은 술)를 매일 조금씩마시면 신효하다.

◇ 고구마엿을 장복해도 매우 유효하다.

◇ 통증이 있는 곳에 생강을 문지르면 유효하다.

◇ 알에 을 강판에 갈아 헝겊(綿布)에 얇게 펴서 환부에 붙인다.

◇ 머루를 병 에 넣어 1개월 량 지난 후에 그 즙을 환부에 바르면 유효하다.

◇ 율무쌀 15냥중과 부자(附子) 10쪽을 따로 볶아서 가루를 만들어 잘 섞은 다음 한 번에 1돈중씩 하루 세번 복용하면 효과가 있다.

◇ 쑥뿌리를 달여 마신다. 쑥찜, 쑥뜸, 쑥탕 도 매우 유익하다.

11. 당뇨병 (糖尿病)

● **좋은식품**⇨ 율무, 호박, 솔잎, 무화과, 연전초, 팥, 다시마, 붕어, 황련, 마, 무우

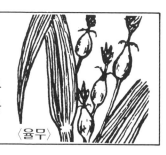
〈율무〉

● 증상

초기에는 자각증상이 없는 수가 많고 어느 정도 진행하면 대개는 소변량이 많아지면서 입안이 마르고 수분을 찾게 된다. 또 이상하리 만큼 몹시 단 것이 먹고 싶어지는데, 이것은 혈액 속에 있는 당분이 오줌

에 섞여 배출돼 버리기 때문이다. 단 것을 주로하여 식욕은 증가하나 체중은 오히려 줄어든다.

부스럼이 생기는가 하면 신경통으로 고통을 받는 사람도 있다. 성욕도 감퇴하고 백내장(白內障)이 진행되기도 하며, 혼수(昏睡)를 일으키는 수도 있다.

● 치료

◇ 율무쌀과 현미로 죽을 쑤어 먹는다.

◇ 호박을 상식(常食)한다. 설탕을 쓰지 말고 찌든가, 삶든가, 장을 끓여서 매일 먹으면 3~4주 정도 지나면 낫는 수가 있다.

◇ 솔잎(적송＝赤松)을 짓찧어 즙을 내어 마신다.

◇ 무화과 열매를 그늘에 말려서 2~3개를 500c.c.의 물로 3분지 2 가량이 되게 달여 마신다.

◇ 연전초(連錢草)잎 2냥중을 3홉의 물로 2홉이 되게 달여 3회에 나누어 마신다. 2주간 복용하면 낫는다.

◇ 팥, 다시마, 호박을 함께 삶아 맵게 간을 하여 조금씩 먹으면 효과가 있다.

◇ 큰 붕어의 내장을 빼내고 그 속에 차잎(茶葉)을 채워 넣은 다음 물에 적신 문종이로 싸서 불에 구워 먹는다.

◇ 참벼짚을 뿌리와 함께 태워서 잿물을 내어 하루 1종지씩 조석으로 마시면 효과가 매우 좋다.

◇ 누른 암닭을 삶아서 탕으로 마시면 유효하다.

◇ 돼지 밥통(胃)속에 황련을 채워 넣고 솥에 푹 쪄서 짓찧은 다음 조금씩 미음으로 먹으면 유효하다.

◇ 마를 쪄서 매 식사 전에 3~4냥 가량 먹고 난 다음 식사를 하면 신효하다.

◇ 율무쌀로 죽을 쑤어 주식으로 하면 매우 좋다.

◇ 무우즙을 달여 꿀탕에 섞어 마시면 효과가 있다.

12. 두통(頭痛)

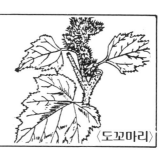

● **좋은식품** ⇨ 사과, 매실, 파, 마늘, 도꼬마리, 메밀

〈도꼬마리〉

● 증상

대개는 편두통(片頭痛)이라고 말하는 것인데, 대개는 손발이 차가워지든가, 몸이 어딘지 모르게 찌푸둥해지는 수가 많으며, 대부분의 사람이 어깨가 쑤시든가, 귀 뒤로부터 관자놀이에 걸쳐 목 줄기가 땡기면서 아파진다.

● 치료

◇사과를 껍질채로 갈아서 즙이 흘러내리지 않게 조심해서 문종이에 펴놓은 다음, 이마에 올려 놓는다.

◇씨를 빼버린 매실육(梅實肉)을 관자놀이에 붙인다. 이때 씨가 붙어 있었던 쪽이 안으로 가게 해서 붙인다.

◇사람에 따라서는 샴푸로 머리를 감든가 목욕을 해도 낫는 수가 있다.

◇정가이씨 1냥중을 물로 진하게 달여 마시면 낫는다.

◇파 흰 줄기만 잘라 코와 귀에 꽂고 있으면 신효하게 낫는다.

◇마늘 한쪽을 강판에 갈아 즙을 내어 코속에 한 방울씩 떨어뜨리면 즉효하다.

◇평지씨 1푼과 대황 2푼을 함께 섞어 가루를 낸 다음 콧구멍에 불어 넣으면 즉효하다.

◇도꼬마리씨와 천궁, 당귀를 같은 비율로 하여 가루를 낸 다음 1회 3돈씩 맑은 차나 물에 타서 취침 전에 마시고 자면 낫는다.

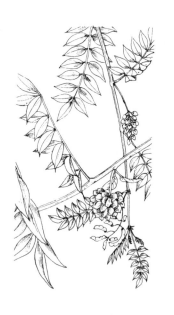

안과 질환

1. 다래끼

● **좋은식품** ⇨ 질경이, 까마중

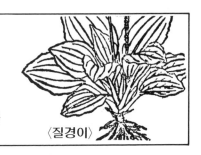

〈질경이〉

● 증상

속눈썹 사이에 좁쌀 같은 것이 돋아나서 화농한다.

부우면서 아파지는데, 보통 1주일 정도면 자연히 고름이 나온 다음, 낫게 된다. 습관성이 되기 쉬운 특징이 있다.

● 치료

◇ 질경이 생잎을 불에 쪼여 손으로 비벼서 부드럽게 한 다음, 환부에 붙이면 고름이 잘 나오면서 낫는다. 한번 붙여서 낫지 않으면 2~3회 더 붙이면 낫는다.

◇ 까마중(大酸漿)열매를 달여 그 즙으로 온습포(蘊濕布)를 하면 잘 낫는다.

2. 백내장(白內障)

● **좋은식품** ⇨ 백남천조, 머위, 꿀풀, 벌집

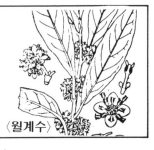

〈월계수〉

● 증상

수정체나 각막의 단백질이 혼탁(混濁)해져서 시력이 방해를 받는다.

선천적인 것 · 노인성인 것 · 눈에 상처를 입었을 때 · 다른 눈병에 병합하여 일어나는 경우·당뇨병에 의해서 일어나는 경우 등이다.

● 치료

◇ 백남천조씨 5그램 가량을 1일량으로 하여, 물로 달여 차 대신 매일 마시면 효과가 있다.

◇ 붉은 줄기의 머위뿌리를 흑소하여 매일 복용한다.

◇ 꿀풀 전초 짓찧은 것 20그램을 500c.c의 물로 3분의 2양이 되게 달여 1일 3회로 나누어 마신다.

◇ 벌집을 반으로 나누어 반은 생으로, 반은 볶아서 가루를 내어 같은 양으로 혼합하여 1회에 2~4그램씩, 1일 2~3회 복용한다.

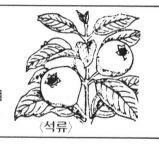

3. 결막염 (結膜炎)

● 좋은식품 ⇨ 자주쓴풀, 목목(目本), 질경이, 구기자

〈석류〉

● 증상

눈까풀 뒤와 안구를 싸고 있는 결막이 염증을 일으킨다. 눈의 흰자위가 빨갛게 충혈되며, 눈꼽이 끼고, 눈이 피로해지기 쉽다.

여러 가지 자극과 눈의 과로로부터 일어나게 되며, 세균이나 바이러스 감염에 의한 전염성인 것은 유행성 결막염인데, 소위 안질(眼疾)로 속칭되고 있다.

● 치료

◇ 차를 진하게 달여 식염(食鹽)을 약간 넣고 따뜻할 때 눈까풀 뒤를 씻어낸다.

◇ 자주(紫朱)쓴풀을 달여 그 즙으로 눈을 씻어내고 찜질을 하면 효

과가 있다.

◇목목(目木)의 가지와 잎을 말려서 달인 다음, 그 즙으로 눈을 씻고, 몇 방울 넣어주고 또 찜질을 하면 유효하다.

◇질경이 잎이나 줄기를 그늘에 말려 백설탕을 조금 넣고 엷게 달여 그 즙으로 눈을 씻으면 유효하다.

◇눈에 눈꼽이 자주 낄 때는 구기열매를 짓찧어 즙을 내어 눈에 한 방울씩 1일 3~4회 떨어뜨리면 유효하다.

4. 가성근시 (假性近視)

● **좋은식품** ⇨ 토끼간, 돼지간, 파, 검은콩

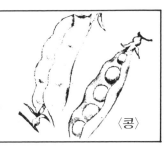

〈콩〉

● 증상

먼 데 있는 것이 희미하게 보인다. 눈의 렌즈에 해당하는 수정체의 곡율(曲率)을 조정토록 된 「진」씨대(氏帶)같은 근성(筋性)의 피로로 인해 굴절조절이 원활하게 되지 않는 상태. 가성과 진성의 구별은 진찰후라야만 알 수 있다.

● 치료

◇토끼간을 생으로 먹으면 극효하다.

◇돼지간 1개를 썰어 껍질을 버리고 파 한 줌과 검은 콩자반즙으로 국을 끓여 계란 3개를 풀어 넣고 먹는다.

소아과 질환

1. 백일해 (百日咳)

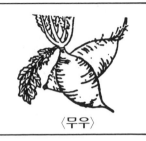

〈무우〉

● **좋은식품** ⇨ 배, 무우, 호박씨, 질경이, 감초, 호도, 뽕나무 뿌리,

● 증상

잠복기는 1~2주 정도인데 이 기간이 지나면 감기와 같은 증상이 나타난다. 빈혈·결막충혈·기침 따위가 있게 된다. 이런 상태가 1~2주간 계속되면서 백일해 특유의 경련성 기침이 시작된다. 숨을 들이마실 때 이상한 소리를 내면서 괴로워 한다. 기침이 발작적으로 일어나면서 얼굴이 빨개진다.

● 치료

◇ 배와 무우를 같은 비율로 즙을 내어 함께 섞어서 마시게 하면 유효하다.

◇ 호박씨나 늙은 호박 꼭지를 태워서 만든 가루에 흑설탕을 넣어 물로 먹이면 신효하다.

◇ 무우즙에 수수엿을 넣어 달여 먹이면 즉효하다.

◇ 질경이 12그램, 감초 4그램, 얼음사탕 8그램을 함께 2홉의 물로 절반량으로 달여 하루 2~'4회에 나누어 먹이면 유효하다.

◇ 후도알맹이를 조석으로 3개씩 먹이면 낫는다.

◇ 뽕나무 뿌리 껍질을 달여 먹이면 유효하다.(감기, 기침에도 효과가 있다)

◇ 잘 익은 큰 배 1개에 호도알 50개를 젓가락으로 꽂아 넣은 다음 반죽한 밀가루로 배 전체를 싸 바르고 그 위에 물에 적신 문종이로 싸서 불속에 파묻어 두었다가 푹 익은 후에 호두알은 빼버리고 그대로 먹이든가 또는 즙을 내어 먹이면 낫는다.

2. 볼거리(항아리 손님)

● **좋은식품** ⇨ 우약, 무우

〈버섯〉

● 증상

　잠복기는 2~3주간 대개 1~2일 간의 가벼운 열과 두통이 있은 다음, 한쪽 또는 양쪽 귓볼 아래 부분이 부어 오른다. 때로는 처음엔 한 쪽이, 좀있다가 남은 한쪽이 마저 부어오르는 수도 있다. 부어오른 부분은 탄력이 있으며 딱딱하지가 않다. 그러나 누르면 통증을 느낀다.
　또, 다른 염증처럼 벌개지거나 열을 갖는 일이 없으므로 언저리의 다른 피부와 확실한 구분을 지을 수도 없다. 그러나 무엇을 먹을 때 턱을 움직이게 되면 무척 아프다.

● 치료

　◇우약(芋藥)을 만들어 환부에 붙이면 2~3일만으로 가라앉게 된다.
　◇무우를 강판에 갈아 헝겁에 싸서 냉찜질을 하면 통증이 가라앉는다.

3. 소아천식 (小兒喘息)

● **좋은식품** ⇨ 질경이, 두더지, 무우씨, 도라지, 벌집

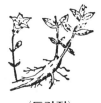

〈도라지〉

● 증상

감기가 들면 곧 쌕쌕하면서 다소는 기침도 하게 되지만, 열은 있을 수도 없을 수도 있다. 호흡곤란의 정도는 기관지 천식보다 아주 가벼운 것이지만 기관지 천식과 닮은 점은 숨을 내쉴 때에 괴롭고 들이마실 때에는 아무렇지도 않다는 점이다.

● 치료

◇ 질경이 전초에 설탕을 약간 넣고 달여 차 대신 마시게 하면 효과가 있다. (1일량, 전초 2뿌리)

◇ 흑소한 두더지를 가루로 하여 1일 1회, 반 숟갈(차 숟갈) 가량을 오블레이트에 싸든가, 기타, 복용하기 좋은 방법으로 하여 2~3마리 정도만 복용하면 매우 신효하다.

◇ 무우씨(묵은 씨도 무방)를 1일 10~15 g 가량, 360c.c.의 물로 반량이 되게 달여 3회에 나누어 식사 30분 전에 복용한다.

◇ 불로 달인 도라지 즙 1숟갈을 3~4회로 나누어 먹인다.

◇ 벌집 2냥중을 태워 가루를 만들어 1회 1돈씩 미음으로 복용한다.

---

4. 어린이 경련(경풍)

● **좋은식품** ⇨ 범의귀, 꿩고기, 상 치, 질경이씨

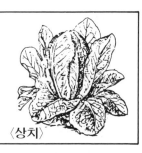

〈상치〉

● 증상

여러가지 원인에 의해 전신성(全身性) 경련을 일으킨다. 한 번 발작을 일으키기 시작하면 반복하기 쉬운 특징이 있다. 하지만, 아이들은 발육이 빠르고 5~6세가 되면 신경계의 자동조절(自動調節)도 가능하게 되므로 자연히 앓으키지 않게 된다.

유아기에는 발열(發熱)만으로 경련을 일으키는 수가 있는데, 이것을

〈열성(熱性)경련〉이라고 한다. 직접적인 원인 가운데 가장 많은 것이 이 고열에 의한 경우인데, 39도에서 40도 정도의 열이 수일 간 계속될 때에 이 경련은 일으키기 쉬운 상태에 이르게 되는 것이다.

● 치료

◇ 범의귀 생잎 10매 가량에 소금을 조금 넣고 으깨어 즙을 낸 다음, 그 즙을 경련을 일으키고 있는 아이의 입 속에 흘려 넣어 주면 유효하다.

◇ 꿩고기를 구워 설탕을 쳐서 씹어 먹인다.

◇ 상치 줄기를 불에 태워서 그 재를 꿀이나 젖에 타서 먹인다.

◇ 질경이씨를 달여 그 즙에 주사(朱砂) 약간을 타서 먹으면 급성에도 잘 듣는다.

5. 홍역(紅疫＝麻疹)

● 좋은식품 ⇨ 무우, 감귤, 찹쌀, 무우, 우엉, 부추 뿌리, 호도

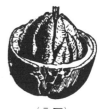

〈호도〉

● 증상

발진(發疹＝도톨도톨하게 돋아나는 것)이 피부에 생기는 바이러스에 의한 전염병의 하나이다.

잠복기(潛伏期)는 10∼21일. 처음에는 열이 나고·보채고·재채기·기침 등 마치 감기와 같은 증상으로 시작되는데, 이 병의 전과정은 다음과 같은 3가지로 나눌 수 있다.

① 전구기(前驅期＝카타르期)

발병 후 3∼4일 간을 말한다. 발열과 동시에 신체의 곳곳에 있는 점막에 염증을 일으킨다.

즉 결막염(結膜炎)을 일으키고, 눈이 충혈되고·눈물이나 콧물을 흘리든가·재채기와 기침이 나고·가래가 나오든가 하는 증상이 나타난다.

② 발진기(發疹器)

발진은 귀 뒤·목·얼굴로부터 시작해서 마침내 온몸에 퍼진다.

이 발진은 처음에는 좁쌀 크기의 반점이던 것이 점점 커져서 서로 얽혀 불규칙한 반점을 사방에 형성한다.

③ 회복기(回復期)

발진이 멈추면 열이 내리면서 회복기에 들어간다. 열은 1주일 정도면 평열로 되돌아 가게 되고 발진도 차차 퇴색하면서 사라진다.

● 치료

◇ 무우즙 1순갈(큰 순갈)에 생강즙 한 방울과 약간의 간장, 설탕을 넣은 다음 그것을 온수에 타서 먹이면 발진이 잘 될 뿐만 아니라 가볍게 마칠 수 있다.

◇ 감귤 10개 가량을 200c.c의 물에 넣어 약한 불로 반량이 되게 달여 설탕을 가미하여 차 대신 먹인다. 발진을 촉진시켜주면서 순조롭게 마칠 수 있게 하는 효과가 있다.

◇ 찹쌀로 죽을 쑤어 먹이면 그 이튿날은 발진이 성해진다. 발진이 더딘 홍역에 유효하다.

◇ 현미에 무우와 우엉을 썰어 넣고 죽을 쑤어, 그즙을 먹이면 속히 낫는다.

◇ 생 부추 뿌리를 물로 달여 먹이면 발진이 속하다.

◇ 껍질을 벗긴 호도 알맹이 2개와 사삼(한방약) 2돈을 함께 볶아 1홉의 물로 반량이 되게 달여 먹이면 유효하다.

6. 수두 (水痘)

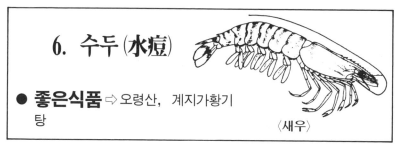

● **좋은식품** ⇨ 오령산, 계지가황기탕

〈새우〉

● 증상

　잠복기간은 11~21일 정도. 가벼운 발열과 동시에 전신에(두발(頭髮) 속이나 점막에도) 빨간 작은 반점 같은 발진이 나온다. 크기는 각양각색이나 시간이 좀 지나면 중심부에 물집을 만들고 2~3일이 지나면 말라서 딱지가 된다. 딱지가 떨어지면 수개월 간 딱지자리(色素沈着)가 남게 된다.

● 치료

　◇ 오령산(五苓散)은 몹시 가렵고, 목이 마를 때 쓴다.
　◇ 계지가황기탕(桂技加黃耆湯)은 경증에 유효하다.

7. 야뇨증 (夜尿症)

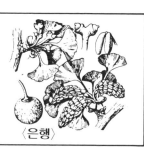

● **좋은식품** ⇨ 부추, 은행, 계란, 팥, 감꼭지, 연잎, 팥잎

〈은행〉

● 증상

　야뇨증의 원인 중 9할은 심인성(心因性)인 것이라고 한다. 무언가에 대한 심리적 저항이 작용하여 신경실조를 일으키게 함으로써 신경제어(神經制御)에 이상을 초래, 소위 「오줌 싸개」가 되는 것이다.

● 치료

◇ 부추에 달걀을 넣고 조리한 음식을 평소에 자주 먹이면 유효하다.

◇ 팥고물을 넣은 인절미를 잠자리 1시간 전에 먹이면 효과가 있다.

◇ 감꼭지를 달여 마시면 유효하다.

◇ 팥잎을 생으로 즙을 내어 마시면 매우 효과가 있다.

◇ 그늘에 말린 연잎 2매에 약간의 감초를 넣고 달여 3회에 나누어
먹이면 유효하다.

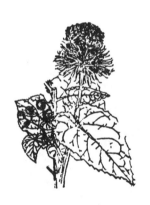

강장 · 강정주 담그는 법

1. 선화주(旋花酒)

● 원료식물명 → 메(메꽃과)
● 사용부위 → 뿌리(잎)
● 채취시기 → 아무 때나

■ 만드는 법과 약효

뿌리를 2~3cm의 길이로 잘게 썰어 용기에 넣고 그의 2~3·5배의 소주와 ½가량의 설탕을 부어 넣는다. 설탕은 기호에 따라 완숙 후에 적량을 가미하되 되도록이면 분량을 줄이든가 벌꿀이나 포도당을 사용하도록 한다. 약 2개월이면 완숙하는데 1개월 후부터는 음용할 수 있다.

갱년기의 귀중한 강정주로 발기부전(勃起不全), 소변여력(小便餘瀝) 등에 효력이 있다.

2. 대산주(大蒜酒)

● 원료식물명 → 마늘(백합과)
● 사용부위 → 인경
● 채취시기 → 여름

■ 만드는 법과 약효

1.8ℓ의 원주(原酒)에 마늘 10통(약50~60쪽)을 까서 넣는다. 쪽을 그대로 넣어도 되고 반쪽으로 쪼개어도 좋으나 너무 잘게 썰을 필요는 없다. 설탕(될 수 있으면 포도당이나 그라뉴당)은 200~300g으로 하는데 넣지 않는 것이 약용효과면에서는 월등히 우수하다. 2개월 가량이면 음용할 수 있으나 완숙에는 4개월 이상을 보존해야 한다. 어떤 사람은 땅속에 묻었다가 1~3년만에 파내기도 하는데 보존 기간이 길수록 약효는 신비적으로 높아진다.

스코르지닌, 아리인, 유화(硫化) 아리루, 아루기닌, 치스테인 등이 유효성분으로 함유되어 있어 옛날부터 보정보혈(補精補血)의 명약으로 알려져 대산주를 1년 간 장복하면 80노인도 이가 새로 돋는다는 말까지 있다. 잠자리에 들기 전에 한잔씩 하는 것이 가장 효과적인 음용 방법이다. 과음하는 일이 없도록 특히 유의해야 한다.

3. 지명주(地鳴酒)

● 원료식물명 → 연전초(꿀풀과)
● 사용부위 → 줄기, 잎
● 채취시기 → 가을

■ 만드는 법과 약효

줄기와 잎을 3~4cm길이로 썰어 용기에 넣고 그 분량의 2~3.5배의 소주와 ⅓의 설탕을 부어 넣는다. 2개월이면 완숙되는데 약20일째부터 사용할 수 있다. 1개월의 완숙기간을 한도로 하여 재료를 걷어낸다.

연한 녹황색의 상쾌한 감촉을 주는 소프트터치의 무드파 강정주이다. 정력감퇴와 음위(陰萎)에 현저한 효과가 있으며 감기, 당뇨병에도 효력이 크다.

4. 금순주(金筍酒)

● 원료식물명 → 육종용(열당과)
● 사용부위 → 전체
● 채취시기 → 7~8월

■ 만드는 법과 약효

음건(陰乾) 한 전포기를 적당한 크기로 잘라 용기에 넣어 설탕에 절인다. 육종용은 비후한 다육질이므로 7~8일이면 삼출(滲出)이 거의 끝나는데 이때 재료를 걷어내고 삼출액에 약2~2.5배의 소주를 부어 1개월 가량 냉암소에 보존하여 완숙시킨다.

또 처음부터 육종용 1, 소주 2, 설탕 ⅓의 비율로 용기에 넣어 뚜껑

146

을 밀폐하고 약 1개월 가량 태양의 직사광선을 피하여 보존한다. 후자
의 경우에는 완숙기간 1개월을 한도로 하여 재료를 걷어낸다.

독특한 향기를 풍기며 회춘양생(回春養生)과 정력 증진을 위한 귀중
한 강정제이므로 아침 저녁 작은 술잔으로 한잔씩 스트레이트로 마시
는 것이 좋다.

성력 정력감퇴, 여성의 불감증, 고환기능 부전(睾丸機能不全), 조루
증 등에 특효가 있다.

---

5. 현삼주(玄蔘酒)

- 원료식물명 → 현삼(현삼과)
- 사용부위 → 뿌리
- 채취시기 → 가을

■ 만드는 법과 약효

채취한 생뿌리를 물에 깨끗하게 씻어 2~3일간 응달에 말린다. 이것
을 쪄서 말리기도 하는데 술을 빚을 때는 반드시 그럴 필요는 없다. 반
건(半乾)된 뿌리를 그대로 용기에 넣고 소주와 설탕을 넣는다. 보통 크
기의 뿌리 10개에 소주 1.8ℓ, 설탕 200g 의 비율로 담그는 것이 표준
이다. 냉암소에 뚜껑을 밀폐하고 보존했을 경우 약 3개월이면 완성되
는데 40일 가량이 지나면 음용할 수 있다.

중국에서는 오랜 옛날부터 강장제와 미약(媚藥)으로 사용해 왔는데,
체력이 쇠퇴기에 있는 노년층의 정력회복에 탁효가 있다.

잠자리에 들기 전 작은 술잔으로 하나(약 20c.c.가량)씩을 상음하는
것이 좋다.

6. 은로주(銀露酒)

● 원료식물명 → 원지(원지과)
● 사용부위 → 뿌리
● 채취시기 → 가을

■ 만드는 법과 약효

약용주를 담글 때는 생뿌리를 사용하기도 하는데 어느 경우에나 원지 1, 소주 3, 설탕 ⅓의 비율로 하는 것이 적합하다.

재료와 첨가물을 용기에 넣으면 마개를 밀봉하고 땅 속에 파묻거나 냉암소에 저장 보존한다. 완숙 기간은 4~5개월인데 2개월 가량 후부터 음용할 수 있다.

보정장양주(補精壯陽酒)로 정력 감퇴, 음위, 발기력부전(勃起力不全), 조루 등에 현저한 효력이 있다. 아페리치프(식전주)의 스트이트로 적합하다.

7. 토사주(兎絲酒)

● 원료식물명 → 새삼(새삼과)
● 사용부위 → 열매
● 채취시기 → 가을

■ 만드는 법과 약효

열매를 물에 깨끗하게 씻어 반으로 쪼개어서 1~2일간 햇볕에 말린다. 반건(半乾)된 열매를 용기에 넣고 그 분량(부피)의 2~2.5배의 소주와 ⅓의 설탕을 부어 넣으면 마개를 밀봉하고 냉암소에 저장한다. 완숙에는 3개월이 소요되는데 1개월 후부터는 음용할 수 있다.

술이 익으면 열매는 걷어내는 것이 좋다.

약용 효과는 물론 기호주로서의 풍미를 살리는 면에서도 스트레이트로 상음하는 것이 좋다.

성욕감퇴, 음위, 소변불금(小便不禁), 유정, 몽정 등에 효력이 있는 귀중한 강정강신주(强精强腎酒)이다.

---

8. 여선주(女仙酒)

- 원료식물명 → 질경이(질경이과)
- 사용부위 → 씨, 전포기
- 채취시기 → 9~10월

■ 만드는 법과 약효

씨(차전자) 1, 소주 2~2.5, 설탕 ⅓의 비율로 담근다. 전포기를 사용할 경우에는 전초(뿌리를 제외)를 물에 씻어 일주일 가량 통풍이 잘 되는 곳에 두어 물기를 뺀 다음 4~5cm의 길이로 썰어 용기에 넣고 소주와 설탕을 붓는다. 소주의 분량은 전초의 약 3배, 설탕은 ⅓로 한다. 재료를 용기에 넣으면 뚜껑을 밀폐하고 냉암소에 보존하는데 전자의 경우는 3개월, 후자는 2개월 가량의 완숙 기간이 소요된다.

강정보신(强精補腎)에 지속적인 효과가 있으며 이뇨 강심(强心)에도 현저한 효력을 얻을 수 있다.

---

9. 여문주 (女門酒)

- 원료식물명 → 맥문동(백문아제비과)
- 사용부위 → 뿌리
- 채취시기 → 가을

■ 만드는 법과 약효

생것보다 반건조품을 사용하는 것이 좋다. 뿌리 1, 소주 2~2.5, 설탕 ⅓의 비율로 담그는데 설탕을 전혀 첨가하지 않는 경우도 있다. 약 2개월 후면 음용할 수 있으나 완숙에는 4개월 이상이 소요된다.

자양강정 및 강정, 보음(補陰), 청폐(淸肺), 거담(祛痰) 등에 효력이 있다.

10. 두충주 (杜沖酒)
- 원료식물명 → 두충(두충과)
- 사용부위 → 나무껍질
- 채취시기 → 가을

■ 만드는 법과 약효

건조된 나무껍질을 4~5cm길이로 잘게 썰고 적당한 너비로 찢어 용기에 넣고 그 분량의 2~3배의 소주를 붓는다. 가당(加糖)은 포도당이나 그라뉴당 또는 정제하지 않은 흑사탕을 사용하는 것이 좋다. 약 3개월이면 완숙하는데 11개월 가량이 지나면 음용할 수 있다.

성질이 온유한 강정주로 정기(精氣)를 돕고 근골(筋骨)을 단단하게 하며 음습증(陰濕症)을 고친다.

11. 난총주 (蘭葱酒)
- 원료식물명 → 부추(달래과)
- 사용부위 → 전초
- 채취시기 → 여름

■ 만드는 법과 약효

부추 600g, 소주 1.8ℓ, 설탕 200g을 용기에 넣고 뚜껑을 밀폐하여 냉암소에 저장한다. 완숙에는 2개월이 소요되는데 완숙 기간을 한도로 하여 부추를 걷어내고 삼출액만으로 완숙시킨다.

옛날부터 강장제로 상용되어온 원로주이다.

성욕촉진, 고환기능촉진(睾丸機能促進), 이뇨강심(强心)에 효력이 있다.

12. 정향주 (丁香酒)

- 원료식물명 → 정향나무(도금양과)
- 사용부위 → 꽃망울
- 채취시기 → 5~6월

■ 만드는 법과 약효

꽃망울 생것 600 g, 소주 1.8ℓ, 설탕 300 g을 용기에 넣고 뚜껑을 밀폐하여 2개월 가량 냉암소에 보존한다. 약 1개월이면 일단 함유성분의 삼출(滲出)이 끝나는데 이때 재료를 걷어내고 삼출액만으로 완숙시킨다. 약효는 기호주로서의 온더럭스나 스트레이트에 적합한 방향주(芳香酒)로 옛날부터 규방의 최음제(催淫劑)로 애용되어온 흥분성 미주(媚酒)이다.

13. 여정실주 (女貞實酒)

- 원료식물명 → 광나무(목서과)
- 사용부위 → 열매
- 채취시기 → 10~11월

■ 만드는 법과 약효

열매 600 g, 소주 1.8ℓ, 설탕 400 g을 입이 넓은 용기에 넣고 뚜껑을 밀폐하여 3~4개월 냉암소에 보존한다. 완숙에는 4개월 가량이 소요되나 1개월 후부터 음용할 수 있다.

짙은 황갈색의 방향성 약용주이다. 정기(精氣)를 돕고 회양(回陽)을 촉진하는 동양의 전통적인 강정주로 음위, 조루, 이성의 불감증 등에 특히 효력이 있다.

---

14. 오미주 (五味酒)

- 원료식물명 → 오미자나무(오미자과)
- 사용부위 → 열매
- 채취시기 → 10~11월

■ 만드는 법과 약효

열매(오미자)를 용기에 넣고 그 분량의 2~2.5배의 소주와 $\frac{1}{3}$의 설탕을 부어 넣는다. 완숙에는 2개월 이상이 소요되나 1개월이 지나면 음용할 수 있다.

성분은 보리나무, 아세테이트, 메칠, 운데킬케톤 등으로 정력감퇴, 조루, 몽정에 효력이 있는 동양고래의 보신(補腎) 강정주이다.

---

15. 청각주 (靑角酒)

- 원료식물명 → 청각(홍조류)
- 사용부위 → 전체
- 채취시기 → 가을

■ 만드는 법과 약효

시중에서 판매되는 건조품을 사용한다. 건조품을 하룻밤 물에 담가 두면 실오라기 같은 것이 퉁퉁 불어 생 것과 똑같이 되는데 이것을 다시 대소쿠리같은 데 담아 한나절 가량 널어 둔다. 물기가 빠지고 표면이 까실까실해지면 소주 1.8ℓ, 설탕 300g과 함께 용기에 넣고 뚜껑을 밀봉한다. 약 1개월이면 완숙하는데 이 기간이 지나면 청각을 걷어낸다.

연한 녹자색(綠紫色)의 신선한 감촉을 주는 해정(海精)의 리큐르가 된다.

자율신경실조증(自律神經失調症)으로 인한 성욕감퇴, 고환기능부진 등에 효력이 있다.

152

16. 구정보양주 (狗精補陽酒) ● 원료 → 개고기

■ 만드는 법과 약효

개(노란 개)를 살이 풀어져 점액질이 되도록 고아 거기에 찹쌀 3말을 넣고 술밥을 지어 술을 빚는다. 이때 사용하는 누룩도 개를 고은 물로 만들면 더욱 좋다.

이것을 매일 아침 공복에 상음하면 아무리 쇠퇴기에 있는 노년층도 완전히 기능을 회복, 왕성한 정력을 뽑낼 수 있다.

17. 금강주 (金剛酒) ● 원료 → 자라

■ 만드는 법과 약효

자라의 목을 잘라 피를 뺀 다음 껍질이 물러질 때까지 고아 절구에 찧어서 누룩과 섞는다. 갑(甲 — 등껍질)은 단단하여 잘 찧어지지 않으므로 물렁물렁한 것을 잘게 썰어서 넣는다. 발효(醱酵)가 끝나면 뚜껑을 밀폐한 채 다시 2개월 가량 보존한다.

18. 영원주 ● 원료 → 도롱뇽

■ 만드는 법과 약효

도룡 5마리 정도를 소주 1.8ℓ에 산 채로 넣고 밀봉하여 5~6개월 진하게 저장한다. 음용할 때 포도당이나 그라뉴당, 벌꿀 등을 가미한다.

영원주는 특히 여성의 규방주로 중국 사람들이 애용해온 강정주이다.

---

19. 삼왕활천주(三王活泉酒) ● 원료 → 누에나방

■ 만드는 법과 약효

산란 전의 누에나방의 머리와 발, 날개 등을 떼어 모아 삼베헝겊이나 가제에 싸서 용기에 넣고 소주를 부어 넣는다.

뚜껑을 밀폐하여 냉암소에 보존하는데 5~6개월 후에는 음용할 수 있다.

이 삼왕활천주는 중국의 강정비방(强精秘方)으로 유명한데 이것을 매일 밤 자리에 들기 전에 한잔씩 하면 「주오교 야십교(晝五交 夜十交)」의 절륜한 정력이 생기며 백발이 다시 검어진다고 한다.

---

20. 기응백세주(奇應百歲酒) ● 원료 → 염소

■ 만드는 법과 약효

검은 염소의 머리뼈와 등뼈 및 다리뼈를 고아 도끼로 잘게 부수어 다

154

시 그 솥에 넣고 고아 낸다. 한나절을 고으면 고은 국물은 유상(乳狀)의 점액질이 되고 식으면 엉겨 붙는다. 여기에 술밥을 조금 넣고 누룩과 섞어 상온(常溫)에서 발효시킨다.

　일부다처의 아라비아 사람들이 사용하는 건뇌강정주(健腦強精酒)이다.

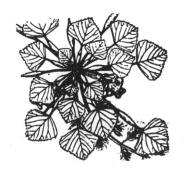

몸에 좋은 식물

156

1. 쑥

● 배아플 때 쑥즙은 신효

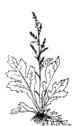

쑥은 바닷가나 섬에서 자생하는 것이 좋다고 하는데 그 까닭은 해풍을 받은 쑥이야말로 독성이 적고 부드럽기 때문일 것이다.

쑥의 성분은 정유성분의 시네올·코린·아미라제 등이 두드러진다.

옛날에 복통에는 쑥의 생즙을 내어 아침 공복시에 마시면 효과가 매우 탁월하여 민간 가정상비약으로 인기가 높았다.

약용식물사전에 따르면, 복통·토사·지혈제·자궁출혈·코피흘림 등에 효과가 좋다고 한다. 또한 신경통·신장염·감기·인후염에도 효과가 있다는 것.

그리고 특히 임산부의 하혈이 계속될 경우 쑥 생잎을 술에 담가 마시면 즉효를 기대할 수 있다 한다.

또 쑥은 신경통·관절염으로 고생이 심한 사람들에게 뜸을 사용하는 것으로 요즘 한방에서 많이 사용하고 있다.

한편 쑥은 식용으로 다량 먹긴 어렵다. 먹기도 거북스러울 뿐 아니라, 또 너무 지나치게 먹어선 쑥 특유의 독성으로 몸이 괴로울 수 있다.

그러나 쑥을 소량으로 섭취하게 되면 앞에서도 살펴본대로 건강에 매우 좋다. 그렇기 때문에 역겹지 않게 먹는 방법으로 떡이라든가 빵에 소량으로 넣어 집에서 만들어 먹는 방법 등을 연구해야 할 것이다.

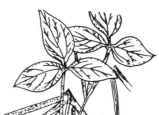

2. 녹두

● 병후 원기회복, 약물중독에 효과

　녹두는 양질의 단백질과 탄수화물·지방 등이 풍부해 집안의 병든 사람에게나, 허약한 사람에게 매우 좋은 곡물 식품이다.

　성분으로는 탄수화물이 가장 많으며, 단백질·지방·비타민 B_1 B_2, 칼슘·인·철분 등의 순으로 나타나고 있는 알칼리성 식품이다.

　한편 녹두는 원기회복 말고도 내장을 조화있게하여 정신안정에 좋으며, 술독에 탁월하다.

　그리고 두통·어지럼증에 효과가 높으며, 녹두를 콩나물과 같이 물에 담가 발아시켜서 녹두나물을 해먹으면 비타민 C 가 풍부해 하루 필요량의 비타민 C 는 충분하다.

　그래서 녹두는 술·담배를 많이 먹는 사람들에게 자칫 결핍되기 쉬운 비타민 C 의 영양공급원으로 더할 나위 없이 좋은 식품이다.

　그리고 녹두는 수경재배로 키워 나물로서도 좋은 식단의 밑반찬이 되기도 한다.

　특히 녹두나물은 먹기에도 부드러울 뿐 아니라 앞에서도 살펴본대로 양질의 영양원으로 온 가족에게 좋은 식품이다.

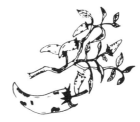

3. 고추

● 입맛을 돋우고 혈액순환에 효력

　고추에 함유되어 있는 성분은 신미성분의 캡사이신·카로티로이드·캡산틴과 함께 단백질·인·비타민 C 등이다.

한방에서는 이러한 성분의 고추를 발한 식욕증진·소화촉진·구충제·신경통·류머티즘에 효력이 좋은 걸로 알려져 있다.

또한 혈액순환이 잘 되고 입맛을 자극하여 식욕을 돋우기도 한다.

그러나 고추는 너무 자극이 심하기 때문에 위염증이나 위궤양에는 이 식품을 삼가하는 것이 좋다.

하지만 고추를 너무 많이 섭취해서는 결코 몸에 이로울 수 없으며, 그렇다고 아주 먹지 않을 수는 없으니 적당량을 알맞게 먹도록 주의해야 할 것이다.

그러나 고추 중에서도 늦은 봄에 파랗게 매달린 풋고추는 양질의 영양원이다. 그리고 최근에는 이러한 풋고추가 가공 통조림으로 나와 사계절 풋풋하게 싱싱한 풋고추를 맛볼 수 있게 되었다.

4. 지황

● 보혈강장제로 중요약재

지황은 꽃이 7월께에 홍자색으로 핀다. 과일은 타원형의 삭과로서 9월께에 결실한다. 뿌리는 곤경인데 바로 이것을 약용으로 쓰기도 한다. 주로 황토 땅에서 나는 것이 상품인데 색깔 또한 황색이다. 그래서 지황이라고 한다.

원산지는 동남아로 우리나라에선 전국적으로 많이 재배하고 있다.

한약첩을 펼쳐볼 때 까맣고 찐득찐득한 지황을 보지못한 사람은 없을 것이다. 그만큼 지황은 보혈강장제로 매우 각광을 받고 있다.

생지황은 날 것을 그대로 사용하는데 피를 맑게 하고 조직 내에 침출된 어혈을 풀어주는데 더할 나위 없는 영약이다. 그래서 민간요법에서도 타박상을 입어 멍들었을 때 찧어서 붙이면 뛰어난 효과를 보는 것으

로 알려지고 있다. 실제로 타박상에 지황을 찧어서 붙이면 낫는 것은
스테로이드 성분 때문인 것이다.

속설에 의하면 지황이 든 약을 먹을 때 무우를 먹으면 머리카락이 희
어진다는 말이 있는데 마늘·파·무우·구리 등을 만나면 약효의 감소
는 물론 심하면 오히려 신장의 기능을 급격히 저하시켜 머리카락을 희
게 한다고 하나 아직 약리학적으로는 아직 밝혀진 바 없다.

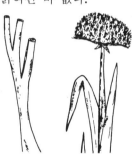

5. 파

● 소화기 내 기생충
활동억제, 뇌의 영양제

파의 성분은 먼저 탄수화물이 가장 많고, 단백질·휘발성 정유와 비
타민 B_2·비타민 C 등을 함유하고 있다.

특히 파의 휘발성 정유는 신경을 자극하여 소화액의 분비를 촉진시
켜 소화기 내의 기생충의 활동을 억제시키고, 뇌의 영양제로서도 효과
가 있다.

그리고 파의 종자는 눈을 밝게 하고 정력증진·식중독에도 좋은 것
으로 알려졌다.

또 감기에는 파즙이 애용되고 있으며, 불면증·신경쇠약에도 잘 낫
는다고 한다.

이렇듯 파는 우리 신체에 아주 적은 요소를 차지하면서도 결코 빠뜨
릴 수 없는 중요한 영양원으로 자리를 차지하고 있다.

특히 식성이 까다로운 사람들은 흔히 음식에서 파를 건져놓고 먹는
데 이는 잘못된 식생활이라고 볼 수 있다.

아뭏든 파는 먹기에 좀 역겹다 하더라도 잘게 썬다든지 해서 되도록
이면 식단에서 빠뜨리지 않도록 해야 한다.

6. 오미자
● 진해 거담 및 내분비 홀몬
분비촉진

오미자는 6~7월에 홍백색으로 꽃이 피며 과일은 장과로서 이삭 모양으로 9월에 빨갛게 익는다.

중국·일본·만주·대만 등과 우리나라 전역의 산야에 많이 자생한다.

열매는 독특한 방향과 신맛이 있으며 속칭 다섯 가지의 맛이 난다고하여 오미자(五味子)라는 이름이 붙었다고 전한다.

껍질은 달콤하고 살은 시며 씨는 맵고 쓰고 떫은 맛이 나며 잘 익은 열매는 단 맛이 있고 독특한 향기가 나며 이것을 합한 맛이 좋다.

오미자로 만드는 음식으로는 오미자국, 오미자편, 오미자화채, 오미자차, 오미자술 등이 있는데 근래에는 오미자술이 인기를 끌고 있다.

성분으로는 정유, 유기산으로 마레인산, 식물점액으로 메이레이지 등을 함유하고 있다.

한방에서는 오미자를 복용하면 폐허해, 자양강장제, 진해 거담제, 내분비 홀몬 분비촉진을 시킨다고 한다.

「본초서」에 따르면 피로와 몸을 보하고 눈을 밝게 하고 신장을 데우며 음을 강하게 하고 남자의 정력을 증진시키며, 소갈을 그치고 번열을 없앤다. 또 술독을 풀고 기침해소를 다스린다고 기록되어 있다.

그리고 오미자를 가루로 만들어서 아침 저녁으로 물에 타서 한컵씩마시면 해열지한작용과 설사, 이질에도 효과가 있으며 특히 자양강장제로 많이 쓰이고 있다.

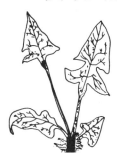

7. 시금치

● 보혈 강장에 좋은 알칼리성 식품

채소 중에서 영양가가 가장 높으며, 단백질·지방·섬유소·칼슘·철분·비타민 C·구연산 등을 함유하고 있다.

특히 천연 비타민 C 는 피부미용에 좋으며, 섬유소는 변비에, 철분은 빈혈에 좋다.

또한 보혈 강장에 효과높은 채소며 어린이와 임산부에 좋은 대표적인 알칼리성 식품이다.

그러나 시금치의 성분 가운데 비타민 C 는 열에 약하기 때문에 약간 데쳐서 반찬을 만드는 슬기가 필요하다 하겠다.

그리고 또 시금치 하면 금방 생각나는 만화영화로「뽀빠이」를 들지 않을 수 없다.

다시 말해 시금치를 먹기 위한 캠페인의 일환으로 그런 TV 프로그램까지 만들어 보급시킨걸 보면 동서양을 막론하고 시금치가 우리 몸에 얼마 만큼 중요한 양질의 영양공급원인가를 단적으로 말하는 것이라 하겠다.

8. 은행

● 성인병, 특히 중풍환자에게 효과

은행의 성분은 긴놀·히스티딘·펙틴·단백질·지방·당분·전분 등이 다량 함유되어 노인성 진해 거담제로 쓰인다.

또 열매를 불에 구워 먹으면 정력에 좋다하여 포장마차에서부터 일
반 음식점에서까지 그 인기는 날로 높아가고 있다.

그러나 은행의 빼놓을 수 없는 작용 중의 하나는 신경조직의 성분이
되는 레시친과 비타민 D 의 모체가 되는 엘고스테린이 포함되어 있어
서 성욕감퇴·뇌빈혈·신경쇠약증·전신피로 등을 회복시켜 주기도
한다.

그리고 최근에는 동맥경화의 원인이 되는 콜레스테롤의 축적작용을
완화시켜 주는데 은행의 주요 성분 중의 하나인 레시친을 필요로 하여
은행을 하루에 몇 알 정도 주기적으로 먹는 경우도 있다.

또한 은행잎의 징크레틴과 이소징크게틴 성분은 중풍·뇌졸증·뇌
대사에 특효의 작용을 하는 것으로 알려지고 있다.

한편 은행은 원산지가 중국으로 일본, 우리나라에 분포되어 정원수
로 심어 관상용으로 애용하고 있으며 공해에 잘 견뎌 최근에는 가로수
로도 많이 심고 있다.

가을철이 되면 은행잎은 노랗게 단풍이 물들어 장관이다. 특히 은행
나무의 떨어진 잎을 바라보면 누구라도 사색에 잠기리 만큼 아름답다.

그 은행잎이 성인병에 유요한 성분을 포함하고 있어서 의약품 개발
에도 한몫을 할 것으로 기대된다.

9. 마늘

● 고대 이집트 때부터 강장제로
쓰였음. 지나치게 섭취하면 역효과

인간이 창조해 낸 만고불멸의 세계 7대 불가사의 가운데 하나인 피
라밋은 마늘로 정력을 다진 이집트 노예들의 역사라는 건 이미 알려진
사실이다. 또 마늘이 스태미너를 돕는 강력한 강장제라는 것은 고대
이집트 뿐 아니라, 로마시대에도 널리 이용되었다고 한다.

약용식물사전에 마늘은 이뇨·건위·구충에 사용되는 외에도 완화제·신경증·장내 살균에 유효하다고 되어 있다.

특히 마늘의 주성분인 알린은 유황을 함유하는 아미노산인데, 이 알린에 효소가 작용해 생긴 알리신이 이처럼 효과를 나타낸다는데 알리신의 살균력은 약 1만배까지 희석해도 결핵균·이질균·티프스트균·임질균 등에 항균력이 있다고 한다.

또 알리신은 탄수화물 대사에 중요한 역할을 하는 비타민 B_1의 장내 흡수를 높여주는 역할을 한다. 즉, 알리신은 비타민 B_1과 결합하면 비타민 B_1보다 훨씬 효력이 강한 알리디아민이라는 성분으로 바뀌게 된다. 이 알리디아민은 장내에 살고 있는 세균의 비타민 B_1 분해효소의 작용을 받지 않게 되어 비타민 B_1이 완전히 이용된다.

쌀을 주식으로 하는 한국인에게 비타민 B_1은 가장 필요하다. 비타민 B_1의 결핍에 따른 대표적인 증상으로는 각기병이며, 식욕부진·변비·피로·근육통·혈압저하·권태감·불면증 등의 증세가 생긴다.

마늘이 신경통·각기·피로회복·스태미너에 그 효능이 탁월하다는 것은 바로 비타민 B_1을 유효한 알리디아민으로 바꿔주기 때문이다.

또한 마늘에는 피로회복과 신진대사의 촉진작용을 나타내는 스크르디닌이라는 성분도 있는데, 이것은 말초혈관을 확장해 냉증과 불면증에 좋다고 한다.

한편 마늘이 양념으로 쓰일 때 단백질과 결합하는 형태도 비타민 B_1과 비슷하다. 그래서 단백질과 결합하면 단백질의 소화흡수율을 향상시킨다.

특히 불고기나 소금구이, 생선조리 식품에는 꼭 마늘이 들어가는데 이는 육류조직을 연화시키고 고기의 비린내를 없애 맛을 높이며 육류에 함유된 비타 B_1의 흡수를 더욱 향상시키기 위함이다.

이밖에 마늘은 비타민 C나 유지의 산패를 막고, 카드늄과 수은중독에도 유효하다고 보고된 바 있다.

그러나 마늘을 지나치게 먹게 되면 마늘의 정유가 적혈구에 용혈작용을 일으켜 혈색소 중의 철분이 유리되어 빈혈의 원인이 되는 등, 위

점막을 자극해 위의 기능을 약화시킨다.

　모든 음식이 다 그렇듯이 제 아무리 좋은 것이라도 지나치게 섭취하게 되면 부작용이 일기 마련, 그러나 적당한 마늘 섭취는 강장제로써 몸에 좋은 작용을 한다는 것은 틀림없는 사실이다.

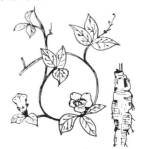

10. 더덕
● 위·신장·비장·폐를 튼튼하게 해줘

　더덕은 도라지과에 속하며 우리나라 전 지역 산야에 자생하고 있다. 밝혀진 성분으로는 사포닌을 함유하고 있으며, 단백질·지방·칼슘·인·철분·탄수화물·비타민 B_1·B_2 등의 성분도 있는 것으로 알려진다.

　특히 더덕은 건위 및 거담작용에 좋으며, 신장·비장·폐를 튼튼하게 해주는 건강식품이다.

　또 민간요법으로 종기가 심하거나 독충에 물렸을 때 가루로 내 발랐는데, 현대의학에서도 더덕이 함유되어 있는 사포닌 성분이 탁월한 효능이 있기 때문에 가능하다는 판정을 내리고 있다.

　한편 더덕이 건강에 좋다는 인식이 높아지자 주위에서 찾는 이가 많다. 일반 가정에서는 물론, 음식점에서도 실제 여러가지 요리로 맛을 볼 수 있게 됐다.

　또 더덕은 그저 무쳐먹기도 하지만 구워 먹을 수도 있다. 그렇기 때문에 여러가지 조리를 해서 각자의 구미에 맞도록 요리해 먹을 수가 있다.

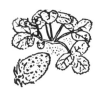

11. 딸기

● 양질의 비타민 C 를 함유

딸기는 뭐라해도 양질의 비타민 C 가 다량 함유돼 있음이 주목된다. 그래서 얼굴이나 전신의 피부를 보호해주고 아름답게 가꾸어 주는 과일로 각광을 받는다. 딸기의 빨간색은 안토치인인데 향기가 좋아 각종 가공식품에 딸기가 많이 이용되기도 한다.

일반성분을 살펴보면 비타민 C 를 비롯하여 비타민 B_1 · B_2와 유기산으로 사과산, 주석산 및 단백질 · 지방 · 당질 · 칼슘 · 인 · 철분 등이 함유되어 있으며, 특히 비타민 C 는 귤보다 2배나 많아 가히 딸기는 비타민 C 의 보고라 할만하다.

또 이 비타민 C 는 여러가지 내분비 호르몬을 조절하는 부신피질의 기능을 촉진시켜 줌으로써 체력을 증진시켜 준다.

또한 딸기는 피부미용과 피로회복에 좋은데 이는 에칠살리친산의 물질이 풍부하게 함유하고 있어 신경통 · 관절염에도 효과가 있는 것으로 알려진다.

딸기는 이제 봄철에 잠깐 동안 먹을 수 있는 과일이 아니다.

가공 통조림으로, 또는 잼으로 나와 한겨울 동안에도 특유의 빨갛고 향기높은 딸기를 맛볼 수 있게 되었다.

따라서 딸기는 누구나 즐길 수 있는 과일로서 비타민 C 가 많아 수험생 · 정신노동자 등에게 반드시 필요한 영양 공급원으로 각광받고 있는 것이다.

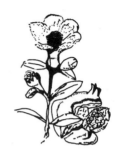

12. 석류

● 심한 설사, 구충제로서 효과 커

늦은 여름, 혹은 이른 가을 햇볕 아래 수정처럼 맑으면서도 붉은 알맹이로 촘촘하게 박힌 석류는 수렴성 산미가 많고 맛이 달콤하여 입안에 신물을 돌게 하고 침액을 많이 분비시킨다.

석류의 일반 성분으로는 알칼로이드가 주성분으로 펠레치에린 · 이소펠레치에린 · 메칠펠레치에린 등과 함께 타닌산 · 마니트가 있다.

한편 석류는 중국에서 살충제로서 이용돼 왔으며 로마 시대에도 중국과 마찬가지로 석류가 살충제로 각광을 받았다고 한다.

실제 석류에서 추출할 수 있는 펠레치에린은 촌충 구제에 매우 탁월한 효과가 있는 걸로 밝혀지고 있으며, 구충제 원료로 현대의학에 이용되고 있다.

이밖에 석류는 이질 치료 및 정장작용으로 효과가 크며, 심한 설사에도 달여서 복용하면 매우 효과가 크다 한다.

그러나 이러한 석류나무가 관상수로, 과일이 장식품으로 잘못 애용되고 있어 안타깝다.

하지만 앞에서 살펴본대로 석류는 훌륭한 자연 구충제로서 우리 몸에 전혀 부작용이 없어 어린이나 노약자들의 구충제로 활용함을 대수롭게 생각지 말아야 할 것이다.

그리고 최근에는 이런 쓸모 때문에 석류가 대단위 농장에서 재배되고 있다.

13. 수박

● 피로회복, 해열,
해독작용에 탁월

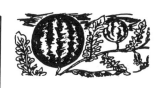

수박은 더위 속에서 신경을 안정시키고 갈증을 풀어주며 더위를 가시게 해준다고 하여 여름에는 아주 좋은 식품이기 때문에 전세계에서 인기를 끌고 있는 것이다.

수박은 겉핥기라는 말이 있듯이 껍질이 많아 먹을 수 있는 부위가 60%에 지나지 않는다.

수박의 일반 성분은 수분·비타민 B_2·단백질·당질·지방·섬유·칼슘·회분·인·비타민 A·철분·비타민 B_1·비타민 C 등이며, 열량은 100 g에서 21 cal가 나올 뿐이다.

성분상으로 보면 대부분이 수분이므로 소변량을 많게 하는 구실 밖에 못하게 할 것 같으나 소량으로 들어있는 성분과 질좋은 당분이 중요한 역할을 한다. 우리가 먹는 단백질은 몸 안에서 분해되어 요소가 되고 다시 한번 변한 뒤 소변으로 배출된다.

그런데 수박에는 아미노산으로 시트루린이라는 특수 성분이 있어 단백질이 요소로 변하고 소변으로 배출되는 과정을 도와주기 때문에 이뇨효과가 큰 것이다. 그래서 수박은 특히 신장병에 매우 좋은 식품이다.

수박 속의 당분은 대부분이 과당과 포도당이어서 쉽게 흡수되고 피로회복에 도움이 된다. 당분은 수박의 중심부에 더 많다.

소변이 쉽게 나오지 않으면 피로해지고 몸이 붓는다. 세포와 세포 사이에 필요없는 조직액이 늘어가기 때문이다. 그래서 소변의 양이 적을 경우, 몸이 부을 때 신장기능이 약한 사람은 수박을 먹는 것이 대단히 유효하다.

수박은 또 해열·해독작용이 있으며 뜨거운 햇빛으로 인해 속이 메스껍거나 토하려고 할 때 수박을 먹으면 아주 좋은 효과를 볼 수 있다.

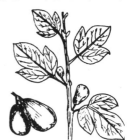

14. 무화과

● 변비와 피로회복에 좋아

무화과는 이른 가을에 황록색으로 익게 되며 날 것으로 과일을 그냥 먹거나 잼 혹은 통조림을 가공하여 먹기도 한다.

무화과의 일반 성분은 당분·유기산류·스테아린산 등으로 분포하여, 단백질과 고무질 등의 유액이 많다. 그 외에는 비타민 A ·비타민 C ·철분 등이 함유한다.

잘 익은 무화과 열매는 변비증에 효과가 좋으며, 단백질과 지방질을 분해하는 요소가 들어있어 육류 고기에 무화과를 함께 재워두면 고기가 아주 부드러워짐을 알 수 있다.

또 무화과의 미숙과에 상처를 내면 흰 유액이 많이 나오는데, 이 유액은 회충·요충·편충·십이지장충 등의 구충제로 효과가 있고 치질에도 이 유액을 바르면 효과가 있는 것으로 알려지고 있다.

특히 무화과 열매로 술을 빚어 마시면 소화를 돕고 피로회복에 매우 좋다.

한편 민간요법으로의 무화과는 구미 촉진 및 위하수에 이용돼 왔고 빈혈에도 효과가 있다고 한다.

15. 포도

● 피로회복, 쇠약증에 특효

포도의 재배 역사는 오래되어 기원 전 3천년 전부터 생명수로서 각광을 받아왔다고 한다.

포도의 성분으로는 당도 높은 포도당·과당·주석산·도포산·탄닌·구연산 등이 함유되어 있고, 무기질로는 초석·유산·칼슘·인산칼리 등이 포함되어 있으며 영양성분으로는 탄수화물·단백질·지방 등의 함량이 많다.

한편 포도에 함유된 당도는 아주 높은 것으로서 여름철 쉬 지치기 쉬운 피로회복에 가장 탁월한 과일로 주목되고 있다. 그리고 소화력을 촉진시켜 주고, 포도주를 만들어 마시면 모든 쇠약증은 물론 허탈증에도 매우 좋다. 또 이뇨작용으로 소변을 자유롭게 하며 신장염에도 효력이 크다.

포도는 과일 그대로 먹는 편이 영양흡수율이 높아 바람직 하긴 하나 껍질·씨 등이 문제가 된다.

그러나 최근에는 꾸준한 품종 개량으로 이러한 문제도 많이 개선되었을 뿐 아니라 농약 등 공해문제까지 세심한 배려를 하여 손쉽게 먹을 수 있게 되었다.

그리고 포도는 술을 빚어 사계절 내내 먹을 수 있기도 하다.

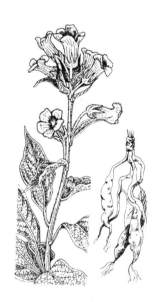

172

1. 메기
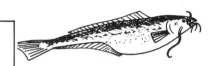
● 산후 산모의 빈혈 · 조혈에 효과

우리나라 하천이면 어디에서나 볼 수 있는 수염 달린 물고기인 메기는 양질의 자양식으로 이름 나 있다.

메기의 일반 성분은 단백질 · 지방 · 회분 · 칼슘 · 인 · 철분 · 비타민 A · 비타민 B 등이 두드러진다.

또 메기는 다른 물고기에 비해 철분 함량이 높아서 산후 산모의 빈혈증의 조혈제로 좋으며, 한방에서는 신장염의 부종에 부위를 빼는데 이용하고 있고 소변이 불편한 데에도 응용되고 있다고 한다.

그리고 민간요법으로는 입이 비뚤어졌을 때 비뚤어진 쪽에 메기 꼬리를 잘라 붙이면 즉효가 있다고 한다. 또 당뇨병으로 인해 목이 타고 물이 많이 켜는 소갈증에 메기를 달여먹으면 효과가 좋은 것으로 알려지고 있다.

이렇듯 우리의 건강에 좋은 메기는 오래 전부터 매운탕으로 전국 어디에서나 인기를 독차지하였는데 그 맛이 담백하여 남녀노소 누구나 먹기 좋은 흔치 않은 내수어이다.

그리고 최근에는 메기 양식에도 활발하여 치어가 아닌 성어가 직접 공급되고 있어 조리에는 물론 싱싱한 회로 해먹기에도 알맞다.

2. 쏘가리
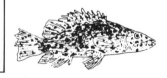
● 위를 튼튼하게 하고 기력 회복

몸은 측편으로 되어 있고 등의 지느러미는 억세게 생겨 자기 몸의 보호 무기를 지니고 있으며, 몸 전체에 불규칙한 적색의 다각형 반무늬가 밀포하여 금린상을 나타내는 아름다운 어류로 금린어라고 부르기도 한다.

머리는 길고 그위 외각은 직선 모양이고 눈은 보통 크기로 두 눈 사이는 움푹 패어 들어갔으며 주둥이 위 외각이 둥글며 끝은 뽀족하다.

쏘가리는 서해와 남부지방 연해에 흐르는 여러 하천의 중·상류에 분포하고 있다.

한편 영양성분은 단배질 20%, 탄수화물 0.3%, 지방5%, 무기질, 비타민 등이 함유되어 있으며 단백질 중의 아미노산 함량이 많다.

이렇듯 성분에서 보는 바와 같이 유익한 물고기로서 몸을 보하고 위를 튼튼히 하여주며 기력이 없을 때 이 물고기를 고아 먹으면 회복이 빨라지고 바짝 마른 사람에게는 살이 찌게끔 도와준다.

쏘가리는 요리로써 구이, 지짐, 회 등으로 개운한 맛을 느낄 수 있으며 민간약으로는 신장염을 앓고 있는 부종환자들의 부위를 삭여 주고 이뇨작용을 좋게 하여준다고 동의보감에 기록되어 있다.

그리고 쏘가리 중에는 보통 쏘가리와 황쏘가리 2종이 있는데 황쏘가리는 이름 그대로 온 몸이 아름다운 황금색인데 천연기념물로 지정되어 보호를 받고 있으며, 잡히더라도 이것만은 다시 놓아 주어야만 할 것이다.

3. 멸치 ● 칼슘이 풍부하여 치골형성에 큰 도움

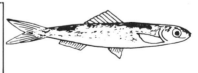

멸치는 동물성 단백질을 가장 손쉽게 섭취할 수 있을 뿐더러 뼈채 먹을 수 있어 영양학적으로 매우 귀중한 물고기다.

멸치의 일반 성분은 단백질·지방·칼슘·인·비타민 A ·비타민 B 등이다. 특히 단백질과 무기질이 많아 성장기 어린이나 임산부에게는

174

빼놓을 수 없는 건강식품이다.

또 멸치는 물고기 중에서는 칼슘의 함량이 가장 많은데 인도 함량이 많아 소화흡수율이 무난하며 무기질은 골격과 치아 구성에 필수적이며 세포조직을 구성하는 역할을 한다.

그리고 체액의 중요한 성분으로서 균형을 골고루 유지시키는 작용도 주목된다.

최근에는 멸치를 별로 좋아하지 않는 식성이 까다로운 사람들을 위해 분말 가공 멸치통조림이 나와 좋은 영양공급원과 함께 조미료로 각광을 받고 있다.

특히 발육기에 있는 어린아이들이나 뼈가 물러져 가는 노인들에게 멸치는 필수불가결한 식품으로 결코 우리의 식단에서 멀리할 수 없는 물고기이다.

4. 도미
● 산모가 복용하면 유아발육 촉진제

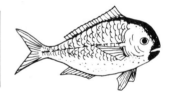

도미는 양 턱에 잘 발달된 두 줄의 강한 어금니가 있으며 특히 안줄의 이빨은 크고 위턱의 앞에는 양쪽에 2개, 아래턱에 3개의 송곳니가 있다.

일본·대만·중국·한국·하와이 등의 가까운 바다에 분포하며, 우리나라에서는 인천·안홍·다도해 연안·제주도·원산·진남포 등의 연안에서 서식하고 있다.

특히 도미는 참돔을 말하며 지방에 따라 각각 이름이 다르게 불려지기도 한다.

한편 도미는 많은 함량의 단백질로 구성되어 있고 무기질인 칼슘·철분·인 등도 많으며 지방분 함량은 비교적 적은 편이어서 양질의 영양공급원으로 손꼽히고 있다.

또한 아미노산이 많으므로 병중이나 병후 회복을 위한 영양원이 되는 식이요법의 식품으로 두드러진다.

그리고 도미는 단백질이 많고 지방질이 적어 비만증을 예방해야 할 중년기의 사람에게 좋은 식품이다.

도미의 껍질에는 비타민 등이 많아 가급적 버리지 말고 먹도록 하는 편이 좋으며, 칼슘분이 많아 산모가 미역과 함께 끓여 먹으면 유아의 발육 촉진을 도와주기도 한다.

도미는 인체에 소화성이 좋으며 근육이 단단하고 부패 속도가 빠르지 않아 맛의 변화나 중독성이 없는 식품으로 생선 중의 왕으로 불리우고 있다.

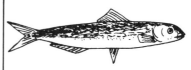

5. 정어리
● 성장촉진, 성인병 예방치료에 좋아

정어리는 청어과로 예전에는 어획고가 높았으나 지금은 그렇지 못하다.

특히 정어리 기름 중에 정제한 불포화 지방산은 우리 인체에 지방을 섭취하는데 매우 좋은 것으로 동맥경화 예방 및 혈관확장 작용이 있어 고혈압 예방제로도 매우 좋다.

또 정어리는 추위를 많이 타게 되는 겨울철의 보온용으로 지방분의 섭취는 월동에 유익한 도움을 준다.

또한 회분·칼슘 등의 무기질 함량이 많아서 성장촉진에 많은 도움을 준다.

그러나 정어리는 지방분이 너무 많아 소화불량·설사·구토 등을 일으키기 쉽다. 싱싱하지 않은 물고기는 먹지 말아야 하지만 일단 부패한 걸 먹었다 하더라도 그로 인한 식중독으로 심한 증상을 보이지는 않는다.

한편 정어리는 최근 월동용 식품으로 새롭게 주목받고 있다.

유난히 겨울 추위를 많이 타는 깡마른 체구를 가진 사람들이나, 발육 중에 있는 어린아이들의 월동용 식품으로는 정어리 만큼 좋은 생선도 없는 게 사실이다.

6. 복어
● 술독제거에 탁월한 자양강장제

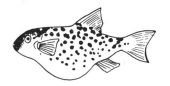

복어는 참복과에 속하며 배가 불룩한 것이 특징으로 몸 빛깔은 흑갈색으로 반점이 있고 복부는 희다.

복어의 일반 성분은 양질의 풍부한 단백질 함량이 뛰어나고 당질・칼슘・인・철분・비타민 A 등이 다량 함유되어 있어 쇠약한 사람의 자양강장제로 우수한 건강식이다. 또 복어는 옛날부터 민간약재로 이용되어 왔는데 류머티스・관절염・야뇨증에 특효하다.

그런데 복어에는 독성분으로 테트로도톡신이라는 성분이 있어 인체에 중독되면 치사율이 아주 높아 조리에 주의가 필요하다.

복어는 알과 난소・간장・창자 등에 유독성분이 있어 먹을 수 없으므로 이것들을 제거하고 먹는다면 안심할 수 있다.

한편 복어의 중독 증상은 인체나 동물의 중추와 말초신경을 자극하여 지각이상・혈류장해・운동장애 등을 일으켜 종래는 치사에 이른다. 복어의 독은 겨울에 증가하기 시작하고 산란기 전의 5~7월 사이에 가장 심하다.

이 독성은 청산가리보다 13배나 강해서 0.5mg만 먹어도 사경에 이르게 된다. 하지만 이 독소는 전염병 세균을 막는 성질이 있어 지금 한창 항생제로 사용하기 위한 연구가 활발하다.

그러나 복어가 꾸준하게 별미식으로 중요 식단을 차지해 온 것도 사실이다.

물론 치명적인 독소가 복어에 있는 건 앞에서 살펴본 바대로 사실이지만 요리할 때 조금만 주의를 기울인다면 그렇듯 크게 문제될 건 없다.

그리고 실제로 서울 도심에는 복어만을 중심으로 하는 복어음식점이 형성될 만큼 그 맛에 대해 복어는 의심받지 않는다.

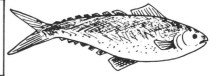

7. 다랑어
● 일명 참치라 불리우는 간장질환, 성인병 환자에 알맞는 영양식

다랑어는 고등어 모양으로 통통하게 살이 찐 물고기로 지방질이 적고 그 대신 인체에 필요한 필수아미노산인 라이신·페닐알라닌·메치오닌·트레오닌·로이신·발린 등을 함유하여 체내의 각종 대사 기능이 떨어져 영양 상태가 저하되고 쇠약한 사람에게 좋은 건강영양식품이다. 다시 말해 영양실조에 있는 사람, 외과수술 후 간장질환을 일으켜 신진대사가 나쁜 사람, 갑상선 기능저하·당뇨 등 소모성 질환을 가지고 있는 사람에게는 좋은 영양공급원이다.

그밖에도 비타민 D 와 요오드 등이 다량 함유 되어 있어 성장기 어린이의 치골 발육에 좋고, 비만증·고혈압·당뇨병 환자에 알맞은 영양식이다.

그리고 그동안에는 원양어업의 주 어획종인데도 수출에 주력하여 국내에는 극히 적은 량만이 유통되고 있었으나, 최근에는 어선 총 톤수가 급증하고 가공 기술의 발달로 먼 바다에서 잡힌 참치가 즉시 가공되어 국내에도 대량으로 들어오고 있다.

또한 실제로 지금 우리 식단에서 가장 인기를 불러모으고 있는 좋은 생선이기도 하다.

178

8. 조기

● 허약체질·원기회복에 뛰어난 보약

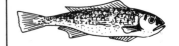

물고기 이름을 조기라 함은 사람에게 빨리 기운을 북돋아 주는, 효력이 다른 물고기에서는 그 예를 찾아볼 수 없을 만큼 빼어나기 때문이었다고 한다.

조기의 일반 성분은 우선 양질의 단백질이 풍부하고 고급 지방산이 많으며 인체에 반드시 필요한 무기질·비타민 등이 고루게 다량 함유되어 있다.

이런 때문인지 조기는 옛부터 환자·허약자·어린이·노인들의 영양식으로 오랫동안 각광을 받아오고 있다.

그리고 조기에는 비타민 A · D가 많아 야맹증 등 안질 환자에게 큰 도움을 주며 눈 피로회복제·정신피로 회복제로도 뛰어나다.

민간요법에서는 조기 머리 부분에 있는 두중석을 가루로 내어 귀앓이에 사용했고, 조기 머리를 태워 가루를 물에 타 마시면 축농증에 좋은 효과를 볼 수 있다고 한다.

특히 예전에는 전라도 영광 지방에서 많이 잡혀 '영광굴비'하면 특산물로 그 존재가치가 있었으나, 최근에는 어족이 크게 줄어 '영광굴비'의 특산물이 퇴색되고 있는 형편이다.

그러나 요즘에는 차츰 어획량이 늘어나고 있을 뿐 아니라, '영광굴비' 특유의 말림법으로 다시 옛 명성을 되찾기에 그쪽 지방 어민들의 노력이 두드러져 반가운 일이 아닐 수 없다.

아뭏든 부드러운 고기 말고도 뼈를 푹 고아 나온 진국은 또다른 진맛이기도 한 조기는 좋은 식품이라 아니할 수 없다.

9. 송어

● 영양가 골고루 갖춘 고급어종

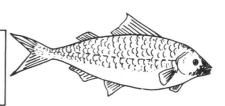

송어는 달콤한 맛에 독이 없고 위장을 보호하고 살을 찌게 해주는 효과가 있어 위장병으로 인해 영양상태가 좋지 않은 허약한 사람에게 좋은 물고기다.

또 송어는 위장병·위염·위궤양 등의 치료제로서도 쓰며 소화성이 좋은 영양가가 높아 각광을 받고 있다.

일반 성분으로는 단백질·지방·당질·무기질·비타민 등이 돋보이며, 특히 비타민 B 군은 여름철 피부에 탁월한 효능을 보인다.

한편 최근에는 송어를 이용한 수질오염 측정방법을 개발하였는데, 이것은 물이 더러워지면 다른 물고기와는 달리 즉시 반응을 나타내는 민감한 특성을 이용한 것이다.

영양가를 골고루 갖춘 고급 어종인 송어, 예전에는 호텔 음식에서나 겨우 찾아 볼 수 있었던 송어가 이젠 양식어로 유망시 되어 전국 곳곳에서 길러지고 있다.

또한 이렇듯 전국 곳곳에서 양식되고 있어 싱싱한 송어를 맛볼 수 있는데, 요즘에는 도심에서도 질좋은 송어회를 찾을 수 있다.

10. 가자미

● 영양은 소화성이 좋고
두뇌발육시켜

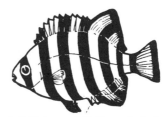

가자미는 가자미과에 속하며 몸둥이는 타원형으로 나무잎 모양이며 측편되었고 등과 배의 외면은 둥근 활모양을 이루고 있다.

몸 빛깔은 흑갈색으로 몸에는 작거나 큰 반점이 산재하여 있고 주둥이는 짧고 그 변두리는 원만하면서도 약간 튀어나온 듯하다.

가자미의 일반 성분은 단백질·지방·무기질·비타민 등이 함유되어 있고, 단백질의 아미노산 조성은 히스티딘·라이신·알기닌 등이 많으면 비타민 A 도 풍부하다.

가자미는 맛이 단백하고 기름기가 적어 소화성이 좋기 때문에 성장기 어린이나 허약한 체질의 사람에게는 피로회복·영양보충을 해줄 뿐아니라, 특히 두뇌발육을 촉진시켜 기억력을 증강시키는 작용이 있다.

또 가자미는 생선회로 즐겨 먹는데 살고기는 질감이 있고 단단하여 씹는 감촉도 좋으며 맛이 일품이다.

하지만 먼 바다에서 잡히는 가자미는 도심에서 싱싱한 회로 먹기에는 그동안 어려운 점이 많았다.

그러나 최근에는 가자미 역시 전국 곳곳에서 양식되고 있어 어디서나 손쉽게 가자미의 부드럽고 쫄깃쫄깃한 맛을 볼 수 있다.

특히 가자미는 회로 그냥 해먹는 것도 좋지만 여러가지 양념을 조리한 진한 탕으로 먹는 것도 진미다.

11. 연어
● 민간약으로도 뛰어난 연어의 약효

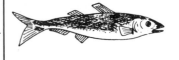

연어는 냇물에서 어린 물고기로 산란되어 바다로 들어가서 7~8년이 지나고 나면 거의 틀림없이 다시 처음의 냇물로 올라와서 산란한다. 양식가들은 이런 연어의 특성을 살려 하구에서 많은 연어를 포획하는데 맛이 산뜻하고 청량감을 주는 고급 어종으로 분류되고 있다.

연어의 일반 성분에서 특히 단백질의 함량이 두드러지는데, 단백질 가운데 아미노산인 로이신, 알기닌, 글루타민산이 주목된다.

한편 연어알은 그 맛이 뛰어나고, 연어 가죽은 옛날에 각종 가죽제

품을 만들어 쓸 만큼 질이 뛰어나다.

또 한방 의서에 따르면, 연어는 열독을 해독해 주고 갈증을 멎게하며 간열(肝熱)과 눈에 핏발이 서는 것을 다스려 주고 대소변을 고르게 해준다. 고기 껍질은 구토와 위냉을 보호해주며 담을 삭여 주고, 심한 복통에는 연어고기를 태워 가루를 내어 쓴다고 기록하고 있다.

또한 연어는 황달·적리·각기 등의 증상에 탁월한 효과가 있다. 그래서 연어는 약효 작용이 좋아 민간약으로도 뛰어난 보기드문 물고기이다.

특히 연어는 귀소성이 뛰어나 내륙에서 살다가 먼 바다까지 나가면서도 반드시 다시 돌아오는 특징이 있다.

최근 동해안 일부에서는 바로 이러한 연어의 귀소성 특성을 살려 치어를 내륙 양식하다가 바다에다 방류하여 먼 바다에 나가 성어가 된 다음 다시 돌아오면 어획하는 양식이 활발하다.

12. 미꾸라지
● 양질의 단백질과 무기질이 풍부한 강장제

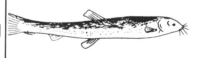

미꾸라지는 우리나라 전국적으로 분포하나, 특히 서남부에 흐르는 하천 수계와 그 유역에서 두드러지게 많이 분포한다.

미꾸라지는 비타민 A 가 풍부하고 양질의 단백질도 많으며 특히 미꾸라지 알에는 비타민 A 가 엄청나다.

장어와 미꾸라지를 성분상으로 비교해 보면 지방은 장어에 조금 떨어지나, 단백질이나 무기질은 오히려 미꾸라지가 장어보다 높다.

한편 미꾸라지라면 얼른 추어탕 또는 보신탕을 떠올릴 만큼 강장식품으로 알려지고 있는데, 체력이 크게 떨어진 여름철 몸보신으로 풋고추 및 마늘 등 양념을 넣어 만든 추어탕은 실제 몸에 좋은 것이라 한다.

182

또 옛날에는 미꾸라지가 종기·임파선염·관절염·맹장염 등에 효과가 큰 걸로 알려져 있으며, 양기 부족에는 미꾸라지를 하루 20마리씩 끓여 먹으면 즉효가 있다라고 전한다.

미꾸라지는 다른 물고기와는 달리 흙 속에 파묻혀 생활하는 에너지가 빼어난 물고기로서, 교미를 수십회씩 반복할 정도로 정력이 왕성하다. 또 영양가도 두드러지기 때문에 늦여름, 초가을에 알맞은 건강 자양식품으로 손꼽힌다.

이렇듯 좋은 장점을 유난히 많이 가진 미꾸라지는 새롭게 조명받아 좋은 식품으로 분류되고 있다.

또한 수요가 급증하고 있어 늦가을에나 먹을 수 있었던 별미에서 요즘에는 사계절 애식가들의 사랑을 받고 있다.

13. 잉어
● 허약한 몸에 좋은 단백질 풍부한 자양강장식품

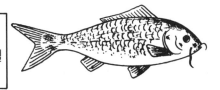

잉어는 번식력이 강하고 아무 것이나 잘 먹고 성장이 빠르며 다른 민물고기에 비해 힘이 월등히 세 폭포수를 기어오를 만큼 정력이 강한 내수어로, 산모의 산후에 특히 좋은 것으로 알려지고 있다.

산모의 젖이 부족하거나 몸이 허약해졌을 때 고아 먹으면 건강을 쉽게 회복하는 것으로 알려졌는데, 질좋은 단백질, 소화성이 좋은 지방질, 풍부한 칼슘과 비타민 B_1이 병중 병후의 허약한 사람, 임산부, 어린이들에게 건강식품으로 좋을 뿐 아니라 성인의 자양강장에도 뛰어난다.

또 실제로 잉어에는 단백질이 풍부하여 필수아미노산인 알기닌과 히스티딘, 라이신 등을 많이 함유되어 있어서 정자의 구성성분을 이루어 정력촉진에 효과가 커 좋다.

그리고 잉어는 불포화지방산이 주성분인 지방이 9%나 있어 고혈압·동맥경화 등 성인병 건강에도 좋은 영양공급원이 되고 있다.

그렇지 않아도 우리의 놀라운 경제 성장과 함께 걸러지지 않은 채 받아들인 잘못된 서구식 식생활로 인하여 성인병이 급증하는 마당에 잉어에 대한 인식이 최근 달라지고 있는 건 사실이다.

또 실제로 이웃나라인 일본에서도 가장 우리 인체에 좋은 물고기로 오래 전부터 잉어를 첫손으로 꼽았던 것만 보아도 그 가치에 대해 짐작할 수 있을 것이다.

14. 장어
● 정력에 가히 신비적 에너지

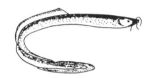

무더위에 시달려 입맛을 잃고 지친 여름에 가장 뛰어난 생선으로 흔히 장어를 손꼽는다. 그것은 비타민 A 가 가장 부족되기 쉬운 여름철에 비교적 비타민 A 가 풍부한 식품이 장어이기 때문이다.

장어는 가을이 되면 산란하기 위해 강을 내려가 바다로 향한다. 이때가 되면 장어의 몸에는 영양이 풍부하게 저장되어 있는데 바다로 향하는 동안 아무것도 먹지 않고 산골짜기에서 깊은 바다까지 헤엄쳐간다고 한다. 그 정력은 가히 신비적 에너지라고 할 수 있다.

장어의 성분은 단백질·지방·회분·칼슘·인·비타민 A ·비타민 B₁· B₂·나이이신 등인데 시기에 따라 또 크기에 따라 변동이 심하다.

비타민 A 의 양을 보면 체중 80 g 가량의 장어는 쇠고기 2백배 가량의 비타민 A (2천 IU)가 있는데, 5~6년 지난 장어는 쇠고기보다 1천배나 많은 양이 들어있기도 하다.

칼로리는 뱀장어가 210 cal (100 g 당) 가량인데, 바닷장어는 170 cal 정도이다. 바닷장어는 지방의 함량이 11%가량 밖에 안된다.

장어의 지방을 구성하는 불포화지방산은 영양적으로 쇠고기 기름이

나 돼지기름과는 성격이 다르다.

이것은 모세혈관을 튼튼하게 해주며 몸의 생기를 왕성하게 해주는 작용을 갖는다고 한다.

그러나 장어는 소화가 잘 안되므로 소화기능이 약한 사람이나 어린이는 조금씩 자주 섭취하는 방법이 좋겠다. 일본이나 우리나라에서는 장어구이를 많이 먹는데, 장어를 토막 내고 기름으로 튀긴 마늘을 섞어 고아낸 요리로 비린내가 없고 특유한 맛을 가진 정력강정제로서 손꼽히는 건강식품이다.

15. 숭어

● 사람을 건강하게 하는 자양강장제

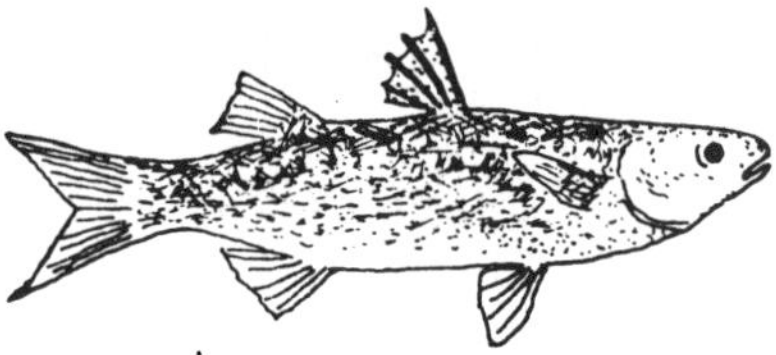

숭어는 우리나라 전 연해와 하구 부근에 분포하고 있다. 특히 전라도 영산강, 평북 청천강 하구에서 많이 나며 독성이 없고 성질이 온순하고 감미가 있어서 날 것으로 회를 해먹기도 한다.

숭어의 일반 성분은 단백질·지방·탄수화물·당질·회분·칼슘·철분·인·비타민 A · B_2 · B_6 · 나이아신 순이며, 칼로리는 100 g 당 133 cal 이다.

한편 숭어는 동의보감에서 위를 보하고 오장을 통리하며 사람을 살찌게 하고 자양강장 효과가 있다라고 기록하고 있다.

확실히 숭어는 뻘 속의 유기물이나 그밖의 각종 조류를 뻘과 함께 먹기 때문이라고 한다.

옛날에는 임금님이 즐겨 드셨다 하여 숭어라고 부른다는 얘기도 전한다.

그러나 요즘에는 비록 고기는 큰 게 잡히지 않으나 다량으로 잡히고 있어 가정에서도 쉽게 식단에 오르는 좋은 식품이다.

특히 숭어 특유의 성분은 임산부·노약자·허약한 어린이들에게 좋

은 식품으로 환영받는데, 요즘에는 날 것으로 회를 해먹는 대신 국물
이 있는 탕으로 잘 볶아 먹는 게 소화흡수에도 좋다.

16. 가물치
● 산모의 산후 보혈에 좋은 내수어,
  양질의 단백질·칼슘 성분 풍부

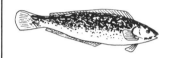

가물치는 오래 전부터 약용으로 쓰였던 내수어(內水漁)다. 특히 산
후 산모의 보혈용으로 이 물고기를 달여서 먹는 것으로 전한다.

한편 가물치는 우리나라 전 지역에 분포하는데 전라도 영산강과 경
상도 김해 지방을 비롯한 낙동강 유역을 중심으로 양식이 활발한 편이
다.

가물치의 산란기는 5~6월경이다. 번식이 가능한 최소의 가물치 크
기는 30㎝ 내외로 만 2년이면 자란다.

서식 장소는 대개 저수지·연못 등과 물이 고여있는 상태에서 바닥
이 뻘로 되어 있는 곳을 즐기며 수심은 1m이내로서 수초가 많이 번식
되어 있는 얕은 곳에 살고 있는데 물의 흐름이 빠르거나 너무 맑으면
서식하지 않는 습성을 가지고 있다.

그러나 수질·온도·일광 등 환경 변화에 적응력이 강할 뿐 아니라,
물이 없더라도 습기만 보존할 수 있으면 장시간 동안 죽지않고 살 수
있다.

식성은 육식성으로 개구리·붕어·뱀장어 등 각종 어류를 포식하고
물에 사는 곤충 종류도 즐겨 먹는다. 여름철 수온이 높을 때는 40㎝되
는 가물치가 한번에 보통 크기의 개구리를 10마리 정도 쉽게 잡아 먹기
도 한다.

또 가물치는 성질이 몹시 사나운 편으로 포획하려고 하면 도망을 가
다가 갑자기 물어흔드는 저항도 만만치 않다.

가물치 양식의 이상적인 조건은 우선 수량이 풍부하고 홍수의 피해

나 한발 염려가 없는 곳으로 가급적 수온이 높으면서 용존 산소량이 풍부한 저수지·연못·늪·하천수를 이용할 수 있는 곳이라면 좋다.

가물치의 일반 성분으로는 단백질·지방·회분·칼슘·인·철분·비타민 A·비타민 B₁·비타민 B₂·나이아신 등인데, 특히 단백질의 함량이 많고 그 질도 우수하며 소화성도 좋다. 다른 생선과 달리 인보다 칼슘의 함량이 월등히 많은 것이 특징으로 되어 있다.

그런데 가물치는 암수 한쌍이 짝을 지어 사는데 봄철 산란기가 되면 물가의 얕은 곳에 나와서 물 속의 풀잎들을 뜯어 모아 보금자리를 짓고 암놈은 알을 낳아 품고 있으며 숫놈은 옆에서 외적을 방어하는 습성이 있어서 성질이 사납고 먹을 것을 탐내어 다른 고기들의 생활에 위협을 주고 있다.

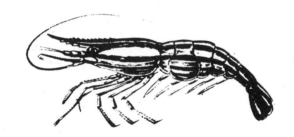

家庭韓方 동의보감

2000년 1월 20일 초판 인쇄
2012년 1월 10일 8쇄 발행

편저자/편집부
발행자/김종진
발행처/은광사

등록번호/제18-71호
등록날자/1997년 1월 8일
서울시 중랑구 망우동 503-11호
전화:763-1258, 팩스:765-1258

정가 12,000원